Enfermedad cardiometabólica: un enfoque global

Enfermedad cardiometabólica: un enfoque global
Tomo I

Luis T. Córdova Alveláis (ed.)
Ana C. Cepeda Nieto (ed.)

Red de Investigación en Ciencias de la Salud
Hospital Universitario de Saltillo

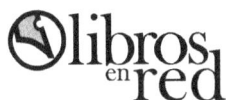

libros
en red
www.librosenred.com

Dirección General: Marcelo Perazolo
Diseño de cubierta: Federico Achler
Diagramación de interiores: Flavia Dolce

Primera edición en español - Impresión bajo demanda

© LibrosEnRed, 2015
Una marca registrada de Amertown International S.A.

ISBN: 978-1-62915-160-1

Para encargar más copias de este libro o conocer otros libros de esta colección visite www.librosenred.com

Autores y colaboradores

Dr. Luis T. Córdova Alveláis

Egresado de la Facultad Nacional de Medicina en 1973, titulándose con Mención Honorífica, hizo Especialización en Medicina Interna en el "Instituto Nacional de la Nutrición", en los años de 1974-1977, posteriormente la Especialización en Cardiología en el "Instituto Nacional de Cardiología" (1977-1979), siendo Jefe de Médicos Residentes y Becarios (1979-1980). Maestría en Investigación Multidisciplinaria de Salud (UADEC), titulándose en 2010. Actualmente estudia la Maestría en Teoría Cardiovascular con aval de la Universidad Católica de San Antonio (España), y de las Sociedades Española y Mexicana de Cardiología. Miembro Titular de la Sociedad Mexicana de Cardiología, en donde ha sido integrante del Comité Científico, Fundador y Presidente de la Sociedad Coahuilense de Cardiología. Fue también Comisionado Estatal del Consejo Mexicano de Cardiología. Profesor de la Facultad de Medicina, Unidad Saltillo de la UAdeC, desde 1980, actualmente Profesor Investigador de Tiempo Completo en dicha Facultad.

Dra. Ana Cecilia Cepeda Nieto

Profesor Investigador de la Facultad de Medicina-UADEC Unidad Saltillo. Egresada de la Facultad de Ciencias Biológicas de la Universidad Autónoma de Nuevo León (UANL). Cuenta con estudios de Maestría en Genética y Biología Molecular por el Instituto Politécnico Nacional (CINVESTAV-IPN);

Doctorado en Ciencias Biomédicas (con Mención Honorífica) por la Universidad Nacional Autónoma de México (UNAM); y estudios de posdoctorado en la University of Texas Medical Branch (UTMB-Galveston, TX.).

La línea de Investigación en la que actualmente trabaja dentro del Cuerpo Académico "Ciencias de la Salud" es: Genética molecular de las enfermedades crónico-degenerativas.

Dr. Mauricio Andrés Salinas Santander

Profesor Investigador de la Facultad de Medicina UADEC Unidad Saltillo. Estudios de Licenciatura en Bioquímica y título profesional de Bioquímico, egresado de la Facultad de Ciencias Biológicas Pontificia Universidad Católica de Chile. Estudios de Maestría y Doctorado en Ciencias con especialidad en Biología Molecular e Ingeniería Genética, Facultad de Medicina Universidad Autónoma de Nuevo León (UANL).

Dr. Miguel Ángel González Madrazo

Profesor Investigador de la Facultad de Medicina UADEC Unidad Saltillo, con especialidad en pediatría médica de la UANL y maestría en investigación en sistemas de salud de la UADEC. Coordinador de la Maestría en Investigación Multidisciplinaria de Salud de la Facultad de Medicina UADEC.

M.C. Citlali Alcaraz Quijada

Maestra en Ciencias con Especialidad en Biotecnología, por el ITESM-Mty. Bióloga por la Escuela Nacional de Ciencias Biológicas del IPN. Profesor Investigador de la Facultad de Medicina UADEC. Miembro del Colegio de Nutrición Clínica y Obesidad de Coahuila.

Dra. Sandra Cecilia Esparza González

Profesor Investigador de la Facultad de Medicina UADEC Unidad Saltillo. Egresada de la Facultad de Ciencias Químicas de la UADEC con título de QFB. Realizó estudios de maestría y doctorado en Ciencias con especialidad en morfología en la UANL, en el Departamento de Histología de la Facultad de Medicina. Posdoctorado en la Universidad Estatal de Colorado.

Dra. Ana Delia Realme Vázquez
Maestría en Investigación Multidisciplinaria de Salud, UADEC, graduada con Mención Honorífica. Jefa del Departamento de Evaluación y Enseñanza de la Facultad de Medicina UADEC. Sub Coordinadora de la Maestría en Investigación Multidisciplinaria de Salud.

Dr. Julio Antonio Córdova López
Egresado de la Facultad de Medicina de la Universidad Autónoma de Nuevo León, en donde se tituló con Mención Honorífica. Medicina Interna en el "Instituto Nacional de Nutrición y Ciencias Médicas Salvador Zubirán", y especialidad de Cardiología en el "Instituto Nacional de Cardiología Ignacio Chávez", en esa misma institución terminó la residencia en "Fisiología Cardiopulmonar". En el Hospital Clínico de Madrid hizo la residencia de Hemodinámica, obteniendo el grado de Maestría en la Universidad Complutense, y posteriormente la residencia en Radiología Vascular e Intervencionista en el Hospital Santiago Ramón y Cajal de Madrid. Ha sido médico adscrito en el Servicio de Cardiopulmonar el Instituto Nacional de Cardiología. Actualmente es el Director Estatal de Enseñanza de la Secretaría de Salud en Coahuila. Es miembro de la Sociedad Mexicana de Cardiología.

Dr. Salvador De La Maza González
Cirujano Dentista por la UANL con: especialidad en periodoncia por la UANL, maestría en ciencias odontológicas por la UADEC., especialidad en Implantología por la UNAM,

9

docente de la materia de Periodoncia e investigador en la Facultad de Odontología de la UADEC. Certificado por la Asociación Mexicana de Periodoncia, Publicación en revistas nacionales de divulgación, conferencista en diversos foros.

Dr. Luis Méndez González

Cirujano Dentista por la UNAM con Maestría en endodoncia por la UASLP, Doctorado en Biotecnología por la UADEC. Docente de la materia de endodoncia e investigador por la UADEC. Miembro de la Asociación Mexicana de Endodoncia, del Colegio de Cirujano dentistas de Coahuila, del Colegio de Endodoncistas del Estado de Coahuila, Conferencista nacional e internacional y publicaciones en diversas revistas científicas nacionales y del extranjero.

Dra. Patricia Valdes Dena

Cirujano Dentista por la UADEC, especialidad en Ortodoncia por la UADEC, maestría en ciencias odontológicas por la UADEC, Docente de la materia de cirugía e investigador por la UADEC. Diplomado publicación de artículos científicos y de divulgación en diversas revistas de especialidades.

Dr. Jorge Ortiz Días

Cirujano dentista por la UANL con especialidad en Odontología restauradora por la UANL, especialidad y residencia en Prostodoncia Avanzada por la Universidad de Louisina, Residencia en estética dental e Implantología en la Universidad de Zurich, Maestría en Ciencias Odontológicas por la UADEC. Docente de la materia de Prótesis removible e investigador en la UADEC. Publicación de artículos científicos.

Dr. Yturiel De La Peña Manrique

Cirujano dentista de la UADEC, especialidad en odontología restauradora por la UANL, Maestría en Ciencias Odontológicas por la UADEC. Docente de la materia de Prótesis Fija e investigador en la UADEC. Publicación de artículos científico.

Dr. Gilberto Martínez Martínez

Cirujano dentista por la UADEC, especialidad en Ortodoncia y Ortopedia Maxilofacial por la ULA, Maestría en ciencias odontológicas por la UADEC, Docente de la materia de Ortodoncia e investigador por la UADEC, diplomado de disfunción Temporomandibular por la universidad Michoacana de San Nicolás, conferencista en diversas partes de la república mexicana, publicación en revistas de difusión científica.

Dra. Karla Vértiz Félix

Cirujano dentista por la UADEC, Especialidad en Cirugía Maxilofacial Hospital de Especialidades "Dr. Bernardo Sepúlveda" de Centro Médico Nacional del IMSS, Maestría en ciencias odontológicas por la UADEC, Docente de la materia de Cirugía en pregrado y postgrado e investigador por la UADEC, certificada por el consejo mexicano de Cirugía maxilofacial, conferencista nacional e internacional, publicación en revistas de difusión científica.

M en C. Arely Vergara Castañeda

Lic. en Nutrición por la Universidad Autónoma del Estado de México. Maestra en Ciencias de la Salud. UNAM. Investigación en actividad física en escolares. Clínica de Insuficiencia Cardiaca del Instituto Nacional de Ciencias Médicas y Nutrición "SZ".

Dr. Arturo Orea Tejeda

Cardiólogo. Internista y Cardiólogo nuclear. Investigador en Ciencias Medicas del Instituto Nacional de Ciencias Médicas y Nutrición "SZ". Miembro del Sistema Nacional de Investigadores. Presidente de la Asociación Mexicana Para la Prevención de

Insuficiencia Cardiaca A. C. (AMEPPIC). Director de la Clínica de Insuficiencia Cardiaca Instituto Nacional de Ciencias Médicas y Nutrición "SZ". Tutor y Profesor de la maestría en Ciencias Médicas, del Programa de Maestría y Doctorado en Ciencias Médicas, Odontológicas y de la Salud Universidad Nacional Autónoma de México. Ex Director Fundador del Programa Nacional de Registro de Insuficiencia Cardiaca PRONARICA.

Dra. Lilia Castillo Martínez
Nutrióloga. Epidemióloga. Investigador en Ciencias Medicas del Instituto Nacional de Ciencias Médicas y Nutrición "SZ". Miembro del Sistema Nacional de Investigadores. Coordinadora de Proyectos de Investigación del Departamento de Cardiología del Instituto Nacional de Ciencias Médicas y Nutrición "Salvador Zubirán". Ex Coordinadora General del Programa Nacional de Registro de Insuficiencia Cardiaca (PRONARICA). Directora de Investigación de la Asociación

Dr. Mario Gastón Melo Sánchez
Post-Graduado en Medicina Interna y Nefrología del Instituto Nacional de Ciencias Médicas y Nutrición "Salvador Zubirán". Director Médico y Jefe de Nefrología del Centro Hospitalario La Concepción de Saltillo, Coahuila, México.

Dr. Alejandro Zugasti Cruz
Maestría y Doctorado en Ciencias Biológicas, UNAM. Profesor Investigador de la Facultad de Ciencias Químicas de la UADEC. Miembro del Sistema Nacional de Investigadores. Especialista en el estudio de venenos y toxinas de origen natural.

MC. María Antonia González Zavala
Maestría en Ciencias. Especialidad en Física Médica. Catedrático Investigador de la Facultad de Ciencias Químicas, UADEC.

Dra. María Guadalupe de la Cruz Galicia
Doctora en Ciencias con Especialidad en Inmunología. Catedrático Investigador de la Facultad de Ciencias Químicas, UADEC.

Dra. Sonia Yesenia Silva Belmares
Doctora en Ciencias Biológicas. Catedrático Investigador de la Facultad de Ciencias Químicas, UADEC.

MC. José Juan Terrazas Flores
Maestría en Ciencias. Especialidad en Ciencia y Tecnología de los Alimentos.
Catedrático de la Facultad de Ciencias Químicas, UADEC.

Dra. María Elena Álvarez Cancino
Catedrático Investigador de la Facultad de Ciencias Químicas, UADEC. Doctorado en Ciencias y Maestría en Análisis Clínicos.

Rebeca Betancourt Galindo
Desde 1999 se integró al CIQA en el departamento de Ingeniería de Reacciones de Polimerización, participando en proyectos de CONACYT. Actualmente forma parte del Departamento de Materiales Avanzados, trabajando en la obtención y caracterización de nanopartículas metálicas y/o óxidos metálicos. En los últimos años ha dedicado parte de su trabajo de investigación a la aplicación de la nanotecnología en el área de la salud.

Sonia Noemí Ramírez Barrón
Químico Farmacobiólogo con acentuación en Farmacia Industrial en la Universidad Autónoma de Coahuila. Maestría en Tecnología de Polímeros en el Centro de Investigación en Química Aplicada, especializándose en materiales avanzados princi-

palmente nanomateriales para el área de la salud, dominando el área de microbiología y toxicología de nanomateriales.

Daniel Sifuentes Leura
Catedrático Investigador de la Universidad Autónoma de Coahuila, docente de la escuela de Licenciatura en enfermería en área de posgrado y en licenciatura. Miembro activo de la Sociedad de honor de enfermería Sigma Theta Tau, certificado como profesional de enfermería en COMCE, Colegiado en el colegio de enfermería de la laguna.

MCE Ana Laura Carrillo Cervantes
Catedrático Investigador de la Universidad Autónoma de Coahuila, docente de la escuela de Licenciatura en enfermería en área de posgrado y en licenciatura miembro activo de la Sociedad de honor de enfermería Sigma Theta Tau, certificado como profesional de enfermería en COMCE, Colegiado en el colegio de enfermería de la laguna.

MCE María Magdalena Delabra Salinas
Catedrático Investigador de la Universidad Autónoma de Coahuila, docente de la escuela de Licenciatura en enfermería en área de posgrado y en licenciatura miembro activo de la Sociedad de honor de enfermería Sigma Theta Tau, certificado como profesional de enfermería en COMCE, Colegiado en el colegio de enfermería de la laguna.

Dra. María de los Ángeles Villarreal Reyna
Catedrático Investigador de la Universidad Autónoma de Coahuila, docente de la escuela de Licenciatura en enfermería en área de posgrado y en licenciatura miembro activo de la Sociedad de honor de enfermería Sigma Theta Tau, certificado como profesional de enfermería en COMCE, Colegiado en el colegio de enfermería de la laguna.

MCE Martha Alicia Magallanes Monrreal
Catedrático Investigador de la Universidad Autónoma de Coahuila, docente de la escuela de Licenciatura en enfermería en área de posgrado y en licenciatura miembro activo de la Sociedad de honor de enfermería Sigma Theta Tau, certificado como profesional de enfermería en COMCE, Colegiado en el colegio de enfermería de la laguna.

Dr. Raúl Adrián Castillo Vargas
Catedrático Investigador de la Universidad Autónoma de Coahuila, docente de la escuela de Licenciatura en enfermería en área de posgrado y en licenciatura Director de la escuela de Licenciatura en Enfermería UADEC.

Anely Andrea Lara Flores
Estudiante de Licenciatura de Químico Farmacobiologo en la Facultad de Ciencias Químicas de la UADEC.

Rocío Janeth Gaytán Esquivel
QFB Facultad de Ciencias Químicas de la UADEC. Alumna egresada en el 2013.

Gustavo de la Peña Sosa
Estudiante de Medicina en Facultad Medicina de la UADEC Unidad Saltillo.

PREFACIO

¿Qué tienen en común un recién nacido, un indígena tarahumara de la sierra de Chihuahua y un chimpancé? Con ese cuestionamiento inició su plática un colega, la verdad es que ninguno de los asistentes pudo contestar la interrogante, cuando el conferencista nos dijo: La respuesta es sencilla… sus niveles de lipoproteínas de baja densidad. Y ninguno de los tres padece aterosclerosis ni diabetes. Así dio comienzo una de las mejores conferencias sobre infarto del miocardio que he tenido la oportunidad de escuchar.

El presente libro está dirigido a la enseñanza del estudiante de medicina y del médico general, en él se analiza la enfermedad cardiometabólica, un concepto relativamente reciente, intentamos integrar conocimientos que hasta hace poco se estudiaban en las Escuelas y Facultades de Medicina de forma separada, enfermedades que hasta hace pocos años se consideraban diferentes, como obesidad, diabetes mellitus, dislipidemias, hipertensión arterial, dislipidemias, enfermedad isquémica del corazón e insuficiencia cardíaca y que actualmente sabemos tienen en su esencia disfunción del órgano endócrino más extenso del cuerpo humano: el endotelio.

Cuando estudiábamos en la Universidad, quienes escribimos este libro, considerábamos en forma muy simple esa fina capa de células que recubren los vasos sanguíneos, para nosotros el endotelio era un "pavimento" de los vasos sanguíneos, muy lejanos estábamos de pensar que en pocas décadas se conocerían múltiples funciones y que su disfunción podría explicarnos la diabetes mellitus, o la presencia de ovarios poliquísticos.

Por otro lado, en la actualidad una de cada cuatro personas que fallecen en el mundo lo hacen víctimas de enfermedades cardiovasculares y estas enfermedades están en íntima relación con los trastornos de la alimentación. Ahora más que nunca es cierta la frase: "... somos lo que comemos..."

El libro se ha dividido para su estudio en tres secciones y dos tomos. En la primera sección se Analizan los conceptos básicos desde una reseña histórica de la obesidad y las enfermedades cardiometabólicas, la genética, la biología vascular, la estructura celular de los lípidos y los conceptos epidemiológicos de la obesidad y las enfermedades derivadas de ella.

En la segunda parte se estudian los aspectos de fisiopatología, manifestaciones clínicas y tratamiento de la obesidad, la diabetes mellitus, la hipertensión arterial, las dislipidemias, la cardiopatía isquémica y la insuficiencia cardíaca.

En la tercera parte se decidió publicar algunos trabajos de investigación que tienen relación con estos padecimientos.

Finalmente se incluye un caso clínico con preguntas y respuestas.

Por su extensión la obra decidió dividirse en dos tomos, En el primero el lector encontrará las bases fisioapatológicas y epidemiológicas de la enfermedad cardiometabólica y los trastornos en los lípidos. En el segundo tomo se analizan los aspectos clínicos.

Consideramos que al término del estudio del presente libro, el estudiante de medicina o el médico general habrán integrado conceptos que todavía se estudian por separado en las Escuelas y Facultades de Medicina.

Luis Córdova Alveláis

Un poco de historia

Luis T. Córdova Alveláis
Miguel Ángel González Madrazo

*"Las epidemias aparecen y a menudo
desaparecen sin trazas, cuando un
nuevo período cultural ha comenzado;
así pasó con la lepra y el sudor inglés.
La historia de las epidemias es
entonces la historia de los trastornos de
la cultura humana"*

Rudolph Virchow

El siglo XX se caracterizó por un incremento en la expectativa de vida. Antes de 1900 D.C, las enfermedades infecciosas y la desnutrición constituían las principales causas de muerte. Gracias a una mejor nutrición y a las medidas epidemiológicas, estas dejaron de ser un problema de salud y dieron paso a otras enfermedades crónico degenerativas, derivadas por el incremento en la expectativa de vida, por malos hábitos dietéticos y el sedentarismo (Murray, 1996).

Del año 1950 al 2000, las tasas de mortalidad por enfermedades crónico degenerativas, cáncer y padecimientos cardiovasculares aumentaron de cuatro a cinco veces en los países en vías de desarrollo (Lopez, 2006).

En el mundo la esperanza de vida es variable. En países desarrollados como en Japón, el promedio de vida es de 78.4 años para los varones y de 85.3 para las mujeres, en países pobres las cifras son mucho menores; en Sierra Leona los varones tienen una esperanza de vida de 31.2 y las mujeres de 35.8 años (Murray, 1996). En China uno de cada cinco habitantes padece sobrepeso o son obesos, de igual menara el 40 % de las mujeres sudafricanas. En países en vías en desarrollo, como México las cifras se encuentran entre estos dos extremos, en México la esperanza de vida, en el año 2006, era de 72 años para los varones y de 77 años para las mujeres, según los datos proporcionados por el Instituto Nacional de Geografía e Informática (INEGI, 2013).

Omran, divide en tres etapas epidemiológicas la evolución de las enfermedades. La primera la denomina Pestilencia y Hambre, se caracteriza por un predominio de la desnutrición y de las enfermedades infecciosas como causa de muerte. En esta etapa los padecimientos cardiovasculares contribuían en menos del 10 % a la mortalidad, aquí las miocardiopatías de etiología infecciosa y por desnutrición eran los padecimientos cardiovasculares más importantes. La segunda la llama "el retroceso de las Pandemias", en ella las mejoras en la salud pública y en la nutrición hacen retroceder la mortalidad infantil ocasionada por enfermedades diarreicas e infectocontagiosas.

Actualmente, la proporción de fallecimientos por enfermedades cardiovasculares aumenta del 10 al 35 %, y los padecimientos más importantes son la enfermedad valvular reumática, la hipertensión, y la cardiopatía isquémica.

En la tercera etapa las enfermedades degenerativas y las causadas por el hombre hacen que la proporción de fallecimientos por enfermedades cardiovasculares sea del 35 al 65 %, en donde la cardiopatía isquémica coronaria y la enfermedad vascular cerebral son las causantes de estos decesos (Omran, 1971).

Olshansky y cols (1986), añaden una cuarta etapa en la cual las enfermedades cardiovasculares siguen siendo la primera causa de mortalidad, sin embargo, gracias al un mejor tratamiento y sobre todo a medidas preventivas, estas se detienen y se presentan en etapas más tardías, en esta etapa, del 40 al 50 % de los fallecimientos son producidos por la enfermedad arterial coronaria, la enfermedad vascular cerebral y se agrega la insuficiencia cardíaca.

Los países más desarrollados comienzan a ingresar a la etapa IV, mientras que los países en vías de desarrollo como el nuestro (México), se encuentran en la etapa III con un aumento en la tasa de mortalidad por enfermedades cardiovasculares.

Actualmente, la sociedad está inmersa en una fase que los cardiólogos han denominado la "Edad de la inactividad y la obesidad", en la cual la disminución del ejercicio físico y el aumento de la ingesta de calorías aumentan alarmantemente. Como resultado las tasas de diabetes mellitus tipo 2, las dislipidemias asociadas a obesidad aumentan sobretodo en niños (Hannon, 2005; Muntner, 2004). Estos cambios ocurren cuando otros factores de riesgo como el tabaquismo han disminuido, si esta tendencia continúa las tasas de mortalidad por enfermedad puden incrementarse en los próximos años.

En los países en desarrollo, la obesidad se ha convertido en un problema de salud pública, incluso en países que tradicionalmente no la tenían.

Referencias

Hannon TS, Rao G, Arslanian SA: Childhood obesity and type 2 diabetes mellitus. Pediatrics 2005; 116:473.

INEGI, http://cuentame.inegi.gob.mx/poblacion/esperanza.aspx?tema=P

Lopez AD, Mathers CD, Ezzati M, et al ed. Global Burden of Disease and Risk Factors, Oxford, England: Oxford

University Press; 2006. and Washington, DC, The World Bank

Muntner P, He J, Cutler JA, et al: Trends in blood pressure among children and adolescents. JAMA 2004; 291:2107.

Murray CJL, Lopez AD: The Global Burden of Disease, Cambridge, Mass, Harvard School of Public Health, 1996

Olshansky SJ, Ault AB: The fourth stage of the epidemiologic transition: The age of delayed degenerative diseases. Milbank Q 1986; 64:355.

Omran AR: The epidemiologic transition. A theory of the epidemiology of population change. Milbank Mem Fund Q 1971; 49:509.

Wu Y: Overweight and obesity in China. BMJ 2006; 333:362.

LA TRANSICIÓN EPIDEMIOLÓGICA EN MÉXICO

Luis T. Córdova Alveláis
Miguel Ángel González Madrazo

México está experimentando dos procesos de enorme trascendencia social: el primero es un cambio en la estructura poblacional que ha dado origen a un envejecimiento paulatino de la población (debido a una disminución de las tasas de natalidad y mortalidad), con un incremento de la población adulta y una disminución del grupo menor de 20 años. Segundo, una acelerada y en ocasiones desordenada urbanización e industrialización que genera riesgos para la salud.

Este cambio en la estructura poblacional que además ha generado un aumento en la expectativa de vida, se denomina "transición demográfica". Estos cambios demográficos, han modificado el perfil epidemiológico, que en la actualidad está dominado por enfermedades crónicas no transmisibles, a saber: las enfermedades cardiovasculares, el cáncer, la diabetes, la hipertensión y la obesidad.

Con el fin de conocer la magnitud del problema de obesidad en el país, se han realizado diversas encuestas en forma aislada en diferentes instituciones y entidades federativas, tales como las encuestas nacionales de nutrición I y II, la de enfermedades crónico degenerativas -1993 (ENEC-1993) y la encuesta nacional de nutrición en 2012. Estos estudios tienen la mayor representatividad nacional sobre este problema de salud, en donde se infiere que más de dos terceras partes de los mexicanos tienen problema de sobrepeso u obesidad, cuyos datos corresponden a un IMC >30 de 1993 al 2012; esto es más frecuente en las mujeres y en los grupos de 40 y más años.

La posibilidad de que la obesidad coexista con alguna otra enfermedad crónica es alta. Al analizar la prevalencia de obesidad en la población diabética, ésta es mayor al 40 %, situación que contrasta con la prevalencia de la obesidad en la población no diabética, que es alrededor del 27%. Lo cual representa un riesgo aproximadamente de 1.8 (I.C.1.7-1.9) veces más de desarrollar diabetes si se tiene obesidad.

Por otra parte, casi el 50% de los pacientes obesos registró hipertensión arterial al momento de la encuesta; mientras que la prevalencia de hipertensión arterial en la población no obesa fue de la mitad. Lo anterior representó un riesgo de aproximadamente 2.6 veces más de ser hipertenso si se es obeso. Los pacientes obesos también tienen alta prevalencia de otros factores de riesgo cardiovasculares. La zona norte concentra el mayor porcentaje de personas obesas, excepto Sinaloa, mientras que los estados del Sur tienen el menor número de personas obesas.

La influencia cultural de Estados Unidos, así como el mayor desarrollo económico e industrial de la parte norte del país, se consideran como los principales factores determinantes para la mayor prevalencia observada de obesidad en esta área. Esto prueba que la culturización propicia cambios en las conductas de los individuos frente a la actividad física y la elección de sus alimentos, lo cual se refleja en un incremento de la población obesa.

Berson y Yallow (1970), definieron la resistencia a la insulina como: Un estado de la célula, tejido, sistema o el cuerpo en su totalidad donde se requieren mayores cantidades de insulina para producir una respuesta normal en la utilización de la glucosa.

Para calcular en el laboratorio la resistencia a la insulina se utiliza el modelo homeostático (HOMA), calculado con la fórmula siguiente:

RESISTENCIA A LA INSULINA
Acorde al modelo homeostático HOMA

$$HOMA\ IR = \text{insulina en ayunas (en mU por ml)} \times \frac{\text{(glucemia en ayunas (en mg/dl)}}{22.5}$$

Diversos estudios han demostrado que las personas con obesidad abdominal, de la llamada "centrípeta", tienen resistencia a la insulina, pudiendo establecerse con una medida de cintura abdominal que se asocia a este problema metabólico. Acorde a nuestra raza el perímetro abdominal que se asocia a la resistencia a la insulina es ≥ 85 cm para la mujer y de ≥ 90 cm para el hombre.

Para definir el Síndrome metabólico, cuya característica primordial es la resistencia a la insulina, se utilizan los criterios de la Organización Mundial de la Salud o bien el Tercer Reporte del Panel de Expertos en la Detección, Evaluación y Tratamiento de los niveles de colesterol en adultos, del National Cholesterol Education Program (NCEP-ATP III) o bien los criterios de la Federación Internacional de Diabetes.

Acorde a la OMS, el síndrome metabólico está compuesto por las siguientes características clínicas, antropométricas y bioquímicas:

Hipertensión arterial (mayor de 140 y 90 mm de Hg para la presión sistólica y la diastólica, respectivamente)
Dislipidemia (triacilglicéridos mayores de 150 mg/dL, HDL Colesterol menor a 35 y 40 mg/dL en el hombre y en la mujer, respectivamente)
Obesidad con índice de masa corporal igual o mayor a 30 kg/m^2
Relación cintura cadera (hombres ≥ ≥ 0.90 y mujeres ≥ ≥ 0.85)

Microalbuminuria mayor a 20 pg/minuto
Diabetes mellitus (glicemia ≥ ≥ a 126 mg/dL (ADA) o bien curva de intolerancia a la glucosa con cifras máximas de 140 a 199 mg/dL a las dos horas.
Para el diagnóstico de síndrome metabólico, la Federación Internacional de Diabetes tiene como requisitos:

Obesidad Central (Circ. de cintura de acuerdo a origen étnico) más 2 de los siguientes:

Triglicéridos elevados (> 150 mg/dL) o tratamiento específico
Colesterol HDL reducido (< 50 en mujer, < 40 mg/dL en hombre)
Tratamiento específico
Presión arterial elevada (> l30 y > 85 mm de Hg la sistólica y la diastólica respectivamente)
Tratamiento previo para hipertensión
Glucosa elevada en ayuno (> 100 mg/dL o diagnóstico previo de diabetes tipo 2

Los criterios del NCEP ATP-III son los siguientes:

Obesidad abdominal
Hombre >102 cm.
Mujer > 88 cm.
Triglicéridos > 150 mg/dL
Colesterol HDL
Hombres < 40 mg/dL
Mujeres < 50 mg/dL
Presión arterial > 130/85 mm Hg
Glucosa en ayuno > 110 mg/dL

Es fácil observar que los criterios para síndrome metabólico se basan en: obesidad abdominal medida por perímetro abdominal, en este punto es superior la definición de la ADA porque hace énfasis que el perímetro abdominal varía según la raza. Para México se consideran los valores máximos de 90 cm para el varón y 80 cm para la mujer. Otros criterios son la presencia de niveles elevados de presión arterial, la hipertrigliceridemia y los valores bajos de colesterol HDL, acorde al sexo. La OMS señala la presencia de microalbuminuria y la resistencia a la insulina, ambas entidades manifiestan daño endotelial, el cual será analizado en otro capítulo de este libro.

Encuesta nacional de salud y nutrición 2012
http://ensanut.insp.mx/informes/ENSANUT2012ResultadosNacionales

El estudio epidemiológico más extenso que se ha llevado a cabo en nuestro país, es la Encuesta Nacional de Salud y Nutrición. El levantamiento de dicha encuesta inició el 3 de octubre del 2011 y concluyó en mayo del 2012, en la cual fueron entrevistadas más de 1,700 viviendas por entidad federativa, con un total de 55 mil en todo el país, con representación urbana y rural.

De los datos presentados, tenemos los siguientes que nos hablan de la magnitud del problema que enfrentamos al referirnos al síndrome metabólico.

Hipertensión arterial
22.4 millones de mexicanos son hipertensos, de éstos solo 5.7 millones están controlados (aproximadamente la cuarta parte). http://ensanut.insp.mx/doctos/analiticos/HypertensionArterialAdultos

De acuerdo con estos criterios, la prevalencia actual de HTA en México es de 31.5% (IC 95% 29.8-33.1), y es más alta en adultos con obesidad (42.3%; IC 95% 39.4-45.3) que en adultos con índice de masa corporal (IMC) normal (18.5%; IC 95% 16.2-21.0), y en adultos con diabetes (65.6%; IC 95%

60.3-70.7) que sin esta enfermedad (27.6%, IC 95% 26.1-29.2). Además, durante la ENSANUT del 2012, se pudo observar que del 100% de adultos hipertensos 47.3% desconocía que padecía HTA. La tendencia de la HTA en los últimos seis años (2006-2012) se ha mantenido estable tanto en hombres (32.4 vs 32.3%) como en mujeres (31.1 vs. 30.7%). La prevalencia de HTA varía de acuerdo con regiones, localidades y nivel socioeconómico (NSE), y esto pudo ser observado en la ENSANUT del 2012 donde se registró una prevalencia significativamente más alta (p<0.05) en la región norte del país (36.4%) que en el sur (28.5%), en las localidades urbanas (31.9%) que en las rurales (29.9%), y en el NSE alto (31.1%) comparado con el bajo (29.7%) (Figura 2). Los adultos con mayor vulnerabilidad y pobreza presentan prevalencias más bajas de HTA en el ámbito nacional y son los grupos que tienen en un mayor porcentaje HTA controlada (<140/90 mmHg); por ejemplo, los adultos de la región sur tienen una prevalencia significativamente mayor de control (56.0%) que los del norte (45.8%), igualmente los de localidad rural (51.3%) que los de la urbana (48.3%) y los de NSE bajo (53.2%) que los de NSE alto (50.3%). La menor prevalencia y mayor porcentaje de control puede ser atribuido a que estos mismos grupos tienen menor prevalencia de obesidad, tabaquismo y consumo de sodio, factores causales de la HTA y que complican su control, mientras que presentan menos tiempo de actividad sedentaria.

De los adultos con HTA diagnosticada por un médico, sólo 73.6% reciben tratamiento farmacológico y menos de la mitad de estos tienen la enfermedad bajo control.

Dentro de las recomendaciones que al respecto realizan los expertos del Instituto Nacional de Salud Pública de México están: *"Hacer mayor énfasis, en el currículo de las carreras de medicina, nutrición y psicología en la adherencia al tratamiento de enfermedades crónicas y la importancia que tiene en el ma-*

nejo de estas patologías la adopción de estilos de vida saludables. Esto deberá lograr una mayor capacidad en los egresados para prevenir, dar consejería y tratar de manera más adecuada a las personas con enfermedades como la hipertensión arterial".

Obesidad

El 32.7% de los mexicanos son obesos y el 38.7% padecen sobrepeso, es decir más del 71% de la población se encuentra por arriba del peso considerado como normal. En la ENSAUT del 2006, el porcentaje de obesos era de 30 % y con sobrepeso el 39.5%. A pesar de este dato aparentemente la epidemia de obesidad va en vías de control, ya que las proyecciones conforme al crecimiento que se había observado a partir de 1988, era que tendríamos 39% de pacientes obesos y 40.4% con sobrepeso. Esto significa que 47.9 millones de adultos tienen un peso superior al normal (ver gráfica).

Peso en población mexicana adulta * ENSAUT

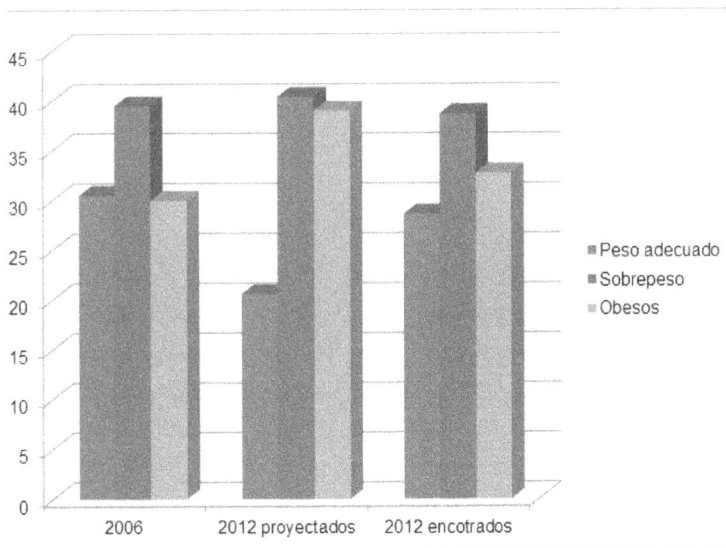

Diabetes Mellitus

La prevalencia de la DM ha ido en aumento en los últimos doce años, de 5.7 en el año 2000 a 9.1 por mil adultos en el año 2012. En los primeros seis años la prevalencia aumentó 26.3%, y en 12 años aumentó 59.6%. La prevalencia es mucho más alta cuando excluimos al grupo de adultos de 20 a 29 años, en donde la enfermedad es relativamente poco frecuente.

Este padecimiento es mucho más frecuente en mujeres que en hombres y a mayor edad mayor es su prevalencia (Ver gráfica).

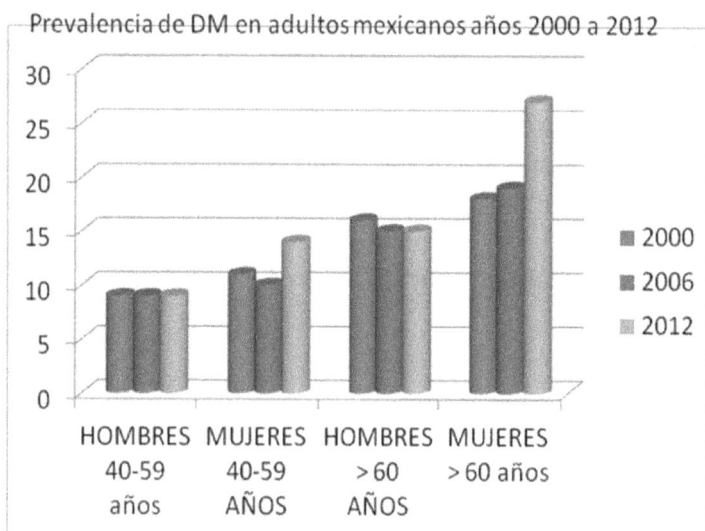

Prevalencia de DM en adultos mexicanos años 2000 a 2012

La ENSAUTD de 2012 señala textualmente *"Todas las enfermedades son importantes, pero la diabetes y sus principales factores de riesgo se han constituido como una verdadera emergencia de salud pública que requiere una política de estado".*

Otro dato interesante que arroja este estudio es que en el año 2006 de 4.3 millones de diabéticos que ya tenían ese diagnóstico en el momento de levantar la encuesta solamente 0.2

millones (5.3%) se encontraban bien controlados. El panorama cambió favorablemente para el año dos mil doce, ya que el 25% de los enfermos tenían control satisfactoria de su padecimiento, sin embargo, la cifra de diabéticos en términos reales subió de 4.3 a 6.4 millones.

Resulta interesante que Coahuila, ocupa el segundo lugar nacional de prevalencia de DM con un rango que oscila de 9.3 a 10.1, solamente superado por sus vecinos Nuevo León, Durango, Tamaulipas, además de Veracruz y el Distrito Federal, estados que tienen una prevalencia que oscila de 10.2 a 12.3 por mil habitantes. Sonora, Quintana Roo, Oaxaca y Chiapas ocupan los lugares más bajos con prevalencias que oscilan de 5.6 a 7.6 / mil habitantes.

Otro dato que debe ser motivo de reflexión es el referente a la edad, Coahuila se encuentra dentro de los estados en que hay una mayor proporción de adultos mayores. Mientras que Quintana Roo que tiene una de las poblaciones más bajas en lo referente a la edad, con solo el 5% de población de adultos mayores, nuestro estado se ubica con población del 7.7 a 9.6% de ancianos.

Referencias

Al-Shali K, House AA, Hanley AJ, Khan HM, Harris SB, Mamakeesick M, Zinman B, Fenster A, Spence J.D., Hegele RA: Differences between carotid wall morphological phenotypes measured by ultrasound in one, two and three dimensions. Atherosclerosis 2005, 178(2):319-325.

Brzosko S, Lebkowska U, Malyszko J, Hryszko T, Krauze-Brzosko K, Mysliwiec M. Intima media thickness of common carotid arteries is associated with traditional risk factors and presence of ischaemic heart disease in hemodialysis patients. Physiol Res. 2005;54(5):497-504. Epub 2005 Jan 10.

Claus JJ, Breteler MM, Hasan D, Krenning EP, Bots ML, Grobbee DE, Van Swieten JC, Van Harskamp F, Hofman A. Regional cerebral blood flow and cerebrovascular risk factors in the elderly population. Neurobiol Aging. 1998 Jan-Feb; 19(1):57-64.

Crouse JR 3rd, Raichlen JS, Riley WA, Evans GW, Palmer MK, O'Leary DH, Grobbee DE, Bots ML; METEOR Study Group. Effect of rosuvastatin on progression of carotid intima-media thickness in low-risk individuals with subclinical atherosclerosis: the METEOR Trial. JAMA. 2007 Mar 28; 297(12):1344-53. Epub 2007 Mar 25.

Crouse JR 3rd, Raichlen JS, Riley WA, Evans GW, Palmer MK, O'Leary DH, Grobbee DE, Bots ML; METEOR Study Group. Effect of rosuvastatin on progression of carotid intima-media thickness in low-risk individuals with subclinical atherosclerosis: the METEOR Trial. JAMA. 2007 Mar 28; 297(12):1344-53. Epub 2007 Mar 25.

Cuspidi C, Ambrosioni E, Mancia G, Pessina AC, Trimarco B, Zanchetti A; APROS Investigators. Role of echocardiography and carotid ultrasonography in stratifying risk in patients with essential hypertension: the Assessment of Prognostic Risk Observational Survey. J Hypertens. 2002 Jul; 20(7):1307-14.

Dalla Pozza R, Bechtold S, Bonfig W, Putzker S, Kozlik-Feldmann R, Netz H, Schwarz HP. Age of onset of type 1 diabetes in children and carotid intima medial thickness. Clin Endocrinol Metab. 2007 Jun; 92(6):2053-7. Epub 2007 Mar 20.

De Michele M., Panico S., etl al.: Association of obesity and central fat distribution with carotid artery wall thickening in middle-aged women.Stroke. 2002 Dec;33(12):2923-8

Dogan S, Plantinga Y, Evans GW, Meijer R, Grobbee DE, Bots ML; OPAL investigators. Ultrasound protocols to measure carotid intima-media thickness: a post-hoc analysis of the OPAL study. Curr Med Res Opin. 2009 Jan; 25(1):109-22.

Esposito K, Giugliano D, Nappo F, Marfella R; Campanian Postprandial Hyperglycemia Study Group. Regression of carotid atherosclerosis by control of postprandial hyperglycemia in type 2 diabetes mellitus. Circulation. 2004 Jul 13; 110(2):214-9. Epub 2004 Jun 14.

Federación Mexicana de Diabetes en: http://www.fmdiabetes.org/v2/paginas/d_numeros.php#mex

Federaciòn Mexicana de Diabetes en: http://www.fmdiabetes.org/v2/paginas/economia.php

Fleg JL, Mete M, Howard BV, Umans JG, Roman MJ, Ratner RE, Silverman A, Galloway JM, Henderson JA, Weir MR, Wilson C, Stylianou M, Howard WJ. Effect of statins alone versus statins plus ezetimibe on carotid atherosclerosis in type 2 diabetes: the SANDS (Stop Atherosclerosis in Native Diabetics Study) trial. J Am Coll Cardiol. 2008 Dec 16; 52(25):2198-205.

Haffner SM, Agostino RD Jr, Saad MF, O'Leary DH, Savage PJ, Rewers M, Selby J, Bergman RN, Mykkänen L Carotid artery atherosclerosis in type-2 diabetic and non-diabetic subjects with and without symptomatic coronary artery disease (The Insulin Resistance Atherosclerosis Study). Am J Cardiol. 2000 Jun 15; 85(12):1395-400.

Handa N, Matsumoto M, Maeda H, et al: Ultrasonic evaluation of early carotid atherosclerosis. Stroke 1990; 21: 1567–1572.

Hedblad B, Zambanini A, Nilsson P, Janzon L, Berglund G. Rosiglitazone and carotid IMT progression rate in a mixed cohort of patients with type 2 diabetes and the insulin resistance syndrome: main results from the Rosiglitazone Atherosclerosis Study. Intern Med. 2007 Mar; 261(3):293-305.

Hegele RA, Al-Shali K, Khan HM, Hanley AJG, Harris SB, Mamakeesick M, Zinman B, Fenster A, Spence JD, House AA: Carotid ultrasound in one, two and three dimension. Vasc Dis Prevention 2005, 2:87-92.

Horita Y, Tadokoro M, Taura K, Mishima Y, Miyazaki M, Kohno S, Kawano Y. Relationship between carotid artery intima-media thickness and atherosclerotic renal artery stenosis in type 2 diabetes with hypertension. Kidney Blood Press Res. 2002;25(4):255-9.

Instituto Nacional de Salud Pública. Encuesta Nacional de Salud y Nutrición 2006, en: http://www.insp.mx/ensanut/.

Instituto Nacional de Salud Pública. Encuesta Nacional de Salud y Nutrición 2006, Coahuila, en: http://www.insp.mx/ensanut/norte/Coahuila.pdf.

Jiang YN, Kohara K, Hiwada K: Alteration of carotid circulation in essential hypertensive patients with left ventricular hypertrophy. J Hum Hypertens 1998; 12: 173–179.

Kablak-Ziembicka A, Przewlocki T, Tracz W, Pieniazek P, Musialek P, Stopa I, Zalewski J, Zmudka K. Diagnostic value of carotid intima-media thickness in indicating multi-level atherosclerosis. Atherosclerosis. 2007 Aug; 193(2):395-400. Epub 2006 Aug 14.

Karim R, Buchanan TA, Hodis HN, Li Y, Mack WJ. The association of smoking and subclinical atherosclerosis in Type 2 diabetes: modification by duration of diabetes. Diabet Med. 2005 Jan; 22(1):81-7.

Karpoff L, Vinet A, Schuster I, Oudot C, Goret L, Dauzat M, Obert P, Perez-Martin A. Abnormal vascular reactivity at rest and exercise in obese boys. Eur J Clin Invest. 2009 Feb; 39(2):94-102.

Kitagawa K, Hougaku H, Yamagami H, Hashimoto H, Itoh T, Shimizu Y, Takahashi D, Murata S, Seike Y, Kondo K, Hoshi T, Furukado S, Abe Y, Yagita Y, Sakaguchi M, Tagaya M, Etani H, Fukunaga R, Nagai Y, Matsumoto M, Hori M; OSACA2 Study Group. Carotid intima-media thickness and risk of cardiovascular events in high-risk patients. Results of the Osaka Follow-Up Study for Carotid Atherosclerosis 2 (OSACA2 Study). Cerebrovasc Dis. 2007; 24(1):35-42. Epub 2007 May 22.

Kodama M, Yamasaki Y, Sakamoto K, Yoshioka R, Matsuhisa M, Kajimoto Y, Kosugi K, Ueda N, Hori M. Antiplatelet drugs attenuate progression of carotid intima-media thickness in subjects with type 2 diabetes. Thromb Res. 2000 Feb 15; 97(4):239-45.

Korcarz CE, Hirsch AT, Bruce C, DeCara JM, Mohler ER, Pogue B, Postley J, Tzou WS, Stein JH. Carotid intima-media thickness testing by non-sonographer clinicians: the office practice assessment of carotid atherosclerosis study. Am Soc Echocardiogr. 2008 Feb; 21(2):117-22. Epub 2007 Sep 29.

Lawes CM, Rodgers A, Bennett DA, et al: Blood pressure and cardiovascular disease in the Asia Pacific region. J Hypertens 2003; 21:707

Mattsson N, Rönnemaa T, Juonala M, Viikari JS, Jokinen E, Hutri-Kähönen N, Kähönen M, Laitinen T, Raitakari OT. Arterial structure and function in young adults with the metabolic syndrome: the Cardiovascular Risk in Young Finns Study. Eur Heart J. 2008 Mar; 29(6):784-91. Epub 2007 Dec 15.

Meyer AA, Kundt G, Lenschow U, Schuff-Werner P, Kienast W. Improvement of early vascular changes and cardiovascular risk factors in obese children after a six-month exercise program. J Am Coll Cardiol. 2006 Nov 7; 48(9):1865-70. Epub 2006 Oct 17.

Mohan Rema: Association of Carotid Intima-Media Thickness and Arterial Stiffness With Diabetic Retinopathy Diabetes Care 27:1962–1967, 2004

Muscat Baron Y, Brincat M, Galea R. Carotid artery wall thickness in women treated with hormone replacement therapy. Maturitas. 1997 May; 27(1):47-53.

Narayan KM, Zhang P, Kanaya AM, et al: Diabetes: The Pandemic and Potential Solutions. Disease Control Priorities in Developing Countries, 2nd ed. Washington, DC, The International Bank for Reconstruction and Development/The World Bank, 2006

O'L eary et al: CAROTID-ARTERY INTIMA AND MEDIA THICKNESS AS A RISK FACTOR FOR MYOCARDIAL INFARCTION AND STROKE IN OLDER ADULTS. NEJM,1999;

O'Leary DH, Polak JF, Kronmal RA, Manolio TA, Burke GL, Wolfson SK Jr. Carotid-artery intima and media thickness as a risk factor for myocardial infarction and stroke in older adults. Cardiovascular Health Study Collaborative Research Group. N Engl J Med. 1999 Jan 7; 340(1):14-22.

Ordunez P, Silva LC, Rodriguez MP, Robles S: Prevalence estimates for hypertension in Latin America and the Caribbean: Are they useful for surveillance? Rev Panam Salud Publica 2001; 10:226.

Pignoli P, Tremoli E, Poli A, Oreste P, Paoletti R: Intimal plus medial thickness of the arterial wall: a direct measurement with ultrasound imaging. Circulation 1986; 74: 1399–1406.

Polles RL, Spence J.D., House A.A., Fenster A, Hanley A.J., Zinman B., Harris S.B., Hegele RA: A comparison of ultrasound measurements to assess carotid atherosclerosis development in subjects with and without type 2 diabetes. Cardiovasc Ultrasound. 2005 Jun 15; 3: 15.

Pollex RL, Al-Shali KZ, House AA, Spence JD, Fenster A, Mamakeesick M, Zinman B, Harris SB, Hanley AJ, Hegele RA. Relationship of the metabolic syndrome to carotid ultrasound traits. Cardiovasc Ultrasound. 2006 Jul 7;4: 28.

Pollex RL, Spence JD, House AA, Fenster A, Hanley AJ, Zinman B, Harris SB, Hegele RA. A comparison of ultrasound measurements to assess carotid atherosclerosis development in subjects with and without type 2 diabetes. Cardiovasc Ultrasound. 2005 Jun 15; 3: 15.

Programa Nacional de Salud 2007-2012 en http://portal.salud.gob.mx/descargas/pdf/pnscap1.pdf

Rema M, Mohan V, Deepa R, Ravikumar R: Association of Carotid Intima-Media Thickness and Arterial Stiffness with Diabetic Retinopathy. Diabetes Care 27:1962–1967, 2004.

Schargrodsky H, Hernández-Hernández R, Champagne BM, Silva H, Vinueza R, Silva Ayçaguer LC, Touboul PJ, Boissonnet CP, Escobedo J, Pellegrini F, Macchia A, Wilson E; CARMELA Study Investigators. CARMELA: assessment of cardiovascular risk in seven Latin American cities. Am J Med. 2008 Jan; 121(1):58-65.

van den Hoogen PC, Feskens EJ, Nagelkerke NJ, et al: The relation between blood pressure and mortality due to coronary heart disease among men in different parts of the world. Seven Countries Study Research Group. N Engl J Med 2000; 342:1.

Wagenknecht L, D Agostino R, Hafner S, Savage P, Rewers M: I m p a i red Glucose Tolerance, Type 2 Diabetes, and Carotid Wall Thickness. Diabetes Care 21:1812–1818, 1998.

World Health Report 2002: Reducing risks, promoting healthy life, Geneva, World Health Organization, 2002

Yu CM, Zhang Q, Lam L, Lin H, Kong SL, Chan W, Fung JW, Cheng KK, Chan IH, Lee SW, Sanderson JE, Lam CW. Comparison of intensive and low-dose atorvastatin therapy in the reduction of carotid intimal-medial thickness in patients with coronary heart disease. Heart. 2007 Aug; 93(8):933-9. Epub 2007 Mar 7.

Zanchetti A, Hennig M, Baurecht H, Tang R, Cuspidi C, Carugo S, Mancia G. Prevalence and incidence of the metabolic syndrome in the European Lacidipine Study on Atherosclerosis (ELSA) and its relation with carotid intima-media thickness. J Hypertens. 2007 Dec; 25(12):2463-70.

Zheng L, Hodis HN, Buchanan TA, Li Y, Mack WJ. Effect of antihypertensive therapy on progression of carotid intima-media thickness in patients with type 2 diabetes mellitus. Am J Cardiol. 2007 Apr 1; 99(7):956-60. Epub 2007 Feb 15.

Aspectos epidemiológicos de la obesidad

Miguel Ángel González Madrazo
Luis T. Córdova Alveláis

La Organización Mundial de la Salud (OMSS), ha reportado que más de mil millones de adultos tienen sobrepeso y más de 300 millones padecen obesidad, cerca del 35% de la población infantil padece esta situación, que no distingue clases sociales, siendo más evidente en países en vías de desarrollo, por lo que esta problemática debe ser evaluada como un problema de salud global de gran trascendencia y con graves consecuencias de salud, para quienes la padecen (Sánchez, 2004).

Organismos internacionales y autoridades en la materia, no percibían la problemática de la obesidad, particularmente por el hecho de que aún existen en el mundo alrededor de 815 millones de personas que sufren hambre, y que especialmente se concentran el 95.7% de ellos en los países en desarrollo. Pero hoy sabemos que el número de individuos que padecen sobrepeso y obesidad, sobre pasan la cantidad de personas en condiciones de hambrunas (Sánchez, 2004).

En Europa la obesidad está presente en el 20% de la población adulta y en los Estados Unidos esta prevalencia es mucho mayor, mientras en México la Encuesta Nacional de Salud 2006 revelo un incremento en la prevalencia de obesidad, sin incluir sobre peso, 37.4% en la mujeres y en un 42.5% en los hombres. (ENSA 2006) Así mismo, en países de América Latina como Brasil y Colombia, el número de personas obesas es próximo al 40%. Incluso en el África, donde se concentra un gran número de población con problemas severos de alimentación, por otra parte en China, la prevalencia de obesidad infantil pasó de menos del 10% al 15% en un periodo de tres años (ENSA, 2006; Montero, 2002).

La Obesidad ha sido considerada por la (OMS) como la epidemia del siglo XXI, debido a su incremento en la incidencia y prevalencia en los países desarrollados o en vías de desarrollo. Había pocos tratados o libros que abordaran a la obesidad como tema principal en 1997, así mismo, en aquellos años, la obesidad era considerada como un problema estético en lugar de una enfermedad crónica, lo que hacía que se subestimara su estudio; Iniciaba por entonces la revolución terapéutica, con la utilización de fármacos inadecuados y peligrosos para la salud, como los derivados de las anfetaminas, con el finalidad de producir la función anorexigénica, sin abordar la obesidad en forma integral (WHO, 2004).

El fenómeno se extiende a todos los grupos étnicos y raciales, aunque existen algunas diferencias por sexo y etnia. Los varones en la etapa preescolar presentan una mayor prevalencia de sobrepeso que las niñas, mientras que los adolescentes de ambos sexos exhiben similares tasas de sobrepeso. Entre los varones, los americanos de origen mexicano presentan las mayores tasas de sobrepeso, 27.3% en niños y 27.5% en adolescentes. Los autores destacan que todavía es escasa la información respecto de este tema (WHO, 2004).

En nuestro país, la prevalencia va en aumento, aunque con variaciones en relación a la geografía de la nación. El rápido desarrollo económico de los estados del norte de México, ha sido determinante en la evolución de las condiciones de salud y nutrición de la región, así tenemos que en estudios realizados en Tijuana, ciudad que hace frontera con San Diego, California en EUA, se encontró en hijos de migrantes de 6 a 12 años una prevalencia de sobrepeso y obesidad del 38% en el periodo de 2001 a 2004 y un estudio posterior realizado en escuelas públicas y privadas de Tijuana reportó 43% de prevalencia de sobrepeso y obesidad, en niños y adolescentes. La obesidad se ha incrementado casi un 50% en los últimos 20 años y su prevalencia ha sido estimada en un 25 a 30%, según datos reportados en la Encuesta Nacional de Nutrición 1988 (ENSANUT, 2006).

En los últimos 18 años, la población mexicana ha experimentado un aumento sin precedentes en la prevalencia de sobrepeso y especialmente de obesidad. En 1988 el 34.5% de la población de mujeres de 20-49 años fue clasificada como con sobrepeso u obesidad (IMC>25); de éstas, poco más de una cuarta parte (9.5%) eran obesas. Once años después, en 1999, la prevalencia combinada de sobrepeso y obesidad fue de 61%; de la cual dos quintas partes (24.9%) eran obesas. Es decir, la obesidad aumentó de 9.5% a 24.9% (15.4 pp o 162%) y el sobrepeso pasó de 25 a 36.1 (11.1 pp o 44%) en tan sólo 11 años. Siete años más tarde, en 2006, la obesidad siguió en aumento (7.5 pp o 30%) para alcanzar una prevalencia de 32.4%, mientras que el sobrepeso se estabilizó durante este segundo período. En conjunto, las prevalencias combinadas de sobrepeso y obesidad aumentaron a un ritmo anual de 2.4 pp por año durante el primer período de 11 años (1988-1999) y de la mitad: 1.2 pp por año, durante el segundo período 1999-2006 (Rivera, 2009).

De acuerdo a ENSANUT 2006, en México la prevalencia de sobrepeso y obesidad en niños de 6 a 11 años fue de 26% y en niñas de 27% y señala que más de 4 millones 100 mil niños entre 5 y 11 años, así como cerca de 6 millones de adolescentes, entre 12 y 19 años tienen sobrepeso y obesidad (Ensanut, 2006).

Al 2009 México Ocupa el Primer y segundo lugar en obesidad infantil y en adultos respectivamente.

El repunte de la obesidad en la niñez se identifica como resultado del elevado consumo de comida "chatarra", la vida sedentaria y deficiente práctica de ejercicio, lo que conduce al aumento de la morbilidad y mortalidad general por enfermedades asociadas con la nutrición, en particular las de origen cardiovascular, a edades cada vez más tempranas.

La Secretaria de Salud (SS) y el Instituto Nacional de Salud Pública (INSP), a través de ENSANUT 1999 e INSP 2000 reporta una prevalencia de obesidad escolar en la zona urbana de 31%, comparada con un 20% en el medio rural y al analizarlos por regiones se encontró una prevalencia de sobre peso y obesidad en niños de 5 a 11 años de edad de 35.1% en el norte, 33.4% en la ciudad de México y en el centro y sur del país fue de 25.4 y 21.9 % respectivamente, (ENSA,2000; SSA/INSP, 2000).

Nuestro país se ubica como la segunda nación con más problemas de sobrepeso y obesidad a nivel mundial, uno de cada tres mexicanos padece estos trastornos. También ocupa el segundo lugar de pacientes pediátricos con esta problemática. En un gran censo de salud aplicado a la totalidad de niños escolares de 6 a 11 años de la zona de saltillo, Coahuila, se encontró una prevalencia de sobre peso y obesidad de 37 a 40% (Padilla, 2008).

La alimentación como factor sociocultural que influye en la obesidad

La alimentación como parte esencial de nuestra existencia y subsistencia ha estado presente a lo largo de todo el desarrollo e historia en que se registra a la humanidad. El hombre con su condición biológica y de socialización se ha convertido en un ser con cierto nivel de raciocinio, demandas y habilidades, situación que conforme a los contextos naturales le permite cubrir sus necesidades personales y de grupo para poder subsistir.

Diversos son los conceptos y las definiciones de lo que es la alimentación, estos se han diversificado por las percepciones, simbolismos, aspectos, variedades, propiedades y experimentos, que realizados por el hombre en el transcurrir de la historia, le han permitido el haber experimentado en su mismo cuerpo, para posteriormente y sobre la premisa de reconocer sus propiedades ha considerado que alimento pudiese ser cualquier sustancia natural o sintética que contenga uno o varios de los principios de la química o catalogado como hidratos de carbono, grasas, proteínas, vitaminas y sales orgánicas. Alimento entonces se ha definido como cualquier sustancia que introducida a la sangre, nutre, repara el desgaste, da energía y calor al organismo, sin perjudicarlo ni provocarle pérdida de su actividad funcional (Vizmanos, 2003).

En este contexto, hoy en día es manifiesto que la obesidad se ve favorecida por lo cambios tan vertiginosos que se suscitan, en las tendencias de los patrones alimentarios, y que observan un alto consumo de comida rápida, incremento de un mayor uso de azucares y grasas en los alimentos y una mayor oferta de consumo de alimentos fuera de casa, por citar algunos aspectos (Vizmanos, 2003).

Configuración antropológica de la obesidad

Desde un enfoque antropológico se destaca que el concepto de obesidad se constituyo en un problema hace aproximadamente 10,000 años, particularmente con el surgimiento del arte agropecuario, con el cual se fue abandonado la vida nómada y comenzó la civilización, aunque con poca incidencia debido al trabajo físico existente y cuya particularidad fue intenso. Sin embargo este problema se intensifico con el advenimiento de la Revolución Industrial (Montero, 2003)

Desde un contexto socio-antropológico la obesidad se ha observado desde dos perspectivas, como una condición adaptativa favorable o como un padecimiento, según como la provisión de reservas repercuta como un factor de protección ante la carencia de alimentos o se cristalice en una sobrecarga metabólica. De una u otra forma, la obesidad ha estado presente en la historia del hombre, con un cambiante significado social según las características y las condiciones de vida en los distintos momentos evolutivos de la humanidad, especialmente hace 200 años en los que surgió una capacidad muy preponderante por las sociedades para producir, acopiar y distribuir regularmente los alimentos, con lo cual disminuyeron las hambrunas, y tácitamente comenzó la epidemia de la obesidad, producto de las formas de actuar de los individuos con respecto al consumo desordenado o en exceso de alimentos por diversas características culturales, religiosas o de costumbres; en las que el acto alimentario llego a tener interpretaciones o connotaciones negativas. Este sistema de interrelaciones, que incorpora las experiencias, ideas y percepciones de los miembros de una sociedad, ejercen una influencia en los factores biológicos, psicosociales y culturales que influyen en su patrón de alimentación y percepción de la imagen corporal (Reynlas, 2007).

En las últimas dos décadas, la prevalencia de la obesidad aumentó considerablemente en la población adulta norteamericana. Junto con este fenómeno ascendió la prevalencia de la diabetes y de otros factores de riesgo cardiovascular. Similar tendencia se está observando en la población de niños y adolescentes. El éxito de las estrategias para la reducción ponderal en los adultos es limitado debido a que los patrones de estilo de vida se establecen en los primeros años de la existencia, por ello, los autores consideran que posiblemente sea más eficaz concentrar el tratamiento del sobrepeso y la evaluación de los factores de riesgo en la niñez (Reynlas,2007).

Al igual que otros patrones de enfermedad, las tendencias al sobrepeso difieren de acuerdo con la etnia y el sexo. En la presente reseña los autores analizan la bibliografía sobre obesidad y sobrepeso en niños y adolescentes en relación con la etnia, los factores de riesgo y la enfermedad clínica, los determinantes del sobrepeso y los estudios clínicos. Asimismo evalúan las estrategias más apropiadas para el tratamiento de la obesidad en la niñez y la valoración de los factores de riesgo (Nesbitt, 2004).

La obesidad se define como el exceso de tejido adiposo o de grasa corporal, en relación a la masa magra, mientras que el sobrepeso se refiere al aumento del peso en relación con la altura. El índice de masa corporal (IMC), es específico del sexo y la edad en niños y adolescentes. Los individuos con IMC que supera los valores del percentil 95 presentan sobrepeso, mientras que aquellos comprendidos entre los percentiles 85 y 95 tienen mayor riesgo de sufrir sobrepeso. Dado que la obesidad es definida como el exceso de adiposidad, el término sólo debe emplearse en los niños cuando el IMC elevado es confirmado mediante la valoración de la adiposidad (Bray, 2002).

Factores de riesgo de obesidad en la niñez

En los niños, el sobrepeso y la obesidad son el resultado del desequilibrio entre el consumo y gasto de energía. El principal componente del gasto energético es el uso de energía en reposo, fenómeno estrechamente relacionado con la composición y tamaño corporal. La energía de la actividad física es el componente del gasto energético que presenta la mayor variabilidad. Las diferencias entre sexos en la prevalencia de sobrepeso difieren entre los grupos étnicos de Estados Unidos de América (E.U.A.), fenómeno que sugiere una variación cultural o étnica en la expresión genética, estudios en niños blancos y negros confirman mayor riesgo de obesidad y sobrepeso en individuos de familias pequeñas y en primogénitos, aunque las tasas de prevalencia de sobrepeso varían entre los grupos raciales, todavía queda demostrar que las diferencias sean raciales, genéticas y biológicas o étnicas, ambientales y culturales (Bray, 2002).

En las naciones con ingresos elevados, los niños de familias con menores recursos económicos presentan mayor riesgo de sobrepeso y obesidad. En E.U.A. la prevalencia de obesidad es mayor en los blancos provenientes de familias con bajos ingresos, aunque es superior en los mexicanos y negros de clase media y alta. La alimentación del lactante también ha sido asociada con la obesidad en niños blancos y negros. Por otra parte, en los últimos años, las oportunidades para efectuar actividad física disminuyeron junto con el mayor empleo del automóvil o medios de transporte motorizados. Por razones desconocidas, el estado físico de los afroamericanos y de los hispanos es inferior al de los blancos, así mismo, las oportunidades de consumir alimentos y gaseosas aumentaron con la disponibilidad de máquinas expendedoras en las escuelas (CONAPO, 2007).

Existen períodos en la vida que son críticos en el desarrollo de la obesidad, como la vida fetal. El aumento de peso rápido durante la lactancia está asociado con obesidad infantil, particularmente en los afroamericanos. La desnutrición y los trastornos del desarrollo están vinculados con mayor riesgo de obesidad en las naciones de menores ingresos. El período de rebrote de la adiposidad, entre los 3 y 6 años, también sería crítico en el desarrollo de la obesidad, así como lo es la adolescencia (CONAPO, 2007).

Factores biológicos
1. Antecedentes de obesidad en familiares de primer grado
2. Si uno de los padres es obeso, el riesgo de ser obeso en la edad aulta se triplica
3. Ablactación temprana (antes de los 6 meses de edad)

4. Hijo de madre con diabetes gestacional o madre diabética
5. Hijo de madre obesa
6. Retraso de crecimiento intrauterino
7. Nivel social, económico y cultural bajos

Factores conductuales

1. Disminución del tiempo para actividad física y reemplazo por tiempo dedicado a la televisión, videojuegos y computadora.
2. Niños que evitan el desayuno, pero que consumen una colación en la escuela.
3. Horarios de comida no establecidos; con largos periodos de ayuno y/o unión de comidas.
4. Hábitos alimentarios inadecuados (dietas altas en lípidos, hidratos de carbono refinados) y aumento en el consumo de alimentos industrializados.
5. Familias en las cuales ambos padres trabajan.
6. Bajo consumo de verduras, vegetales y fibra.

Factores genéticos

La era molecular ha supuesto un gran empuje en la comprensión de los mecanismos que intervienen en la genética de la obesidad. El análisis del ADN humano para identificar genes relacionados con la obesidad incluye técnicas de clonaje posicional de genes, mutaciones puntuales e identificación de "nuevos productos", entre otros La búsqueda de nuevas mutaciones implica metodologías como el barrido inespecífico del genoma, análisis conformacional de polimorfismos de una sola hebra (SSCP), electroforesis en geles con gradiente desnaturalizante (DGGE), la detección de polimorfismos mediante la introducción de sitios de restricción artificiales, etc., dichos se han completado con experimentos de cruzamiento con animales seleccionados y también con estudios de asociación y ligamiento con genes candidatos de obesidad a través de estudios epidemiológicos (Moreno-Aliaga, 2001).

Factores ambientales

Sin duda alguna, son los que más inciden en el incremento de la prevalencia obesidad en general, pero sobre todo en los niños. Una mala educación de los padres para el manejo nutricional de los niños, prejuicios y paradigmas establecidos, donde la idea de que un niño "gordito" es saludable, patrones alimentarios inadecuados con gran consumo de alimentos altamente energéticos, cambios en el estilo de vida de los niños, donde el ejercicio, el deporte y los juegos al aire libre han sido desplazados por la informática, la televisión, los video juegos; situaciones que conducen al sedentarismo, por otra parte los medios de comunicación han contribuido en este problema, al promover alimentos chatarra y actividades que propician el sedentarismo, por último la escuela tiene su participación en la epidemia de la obesidad en los niños, al no brindar programas educativos integrales dirigidos a promover una vida saludable, donde una buena nutrición y la actividad física son fundamentales (Power, 2003).

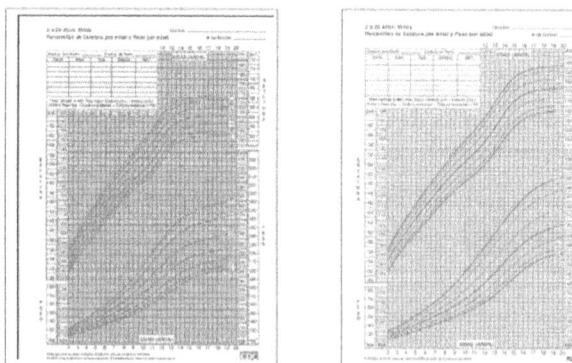

Tablas de Índice de masa corporal (BMI) para niños y adolescentes 2 a 20 años de edad CDC 2000

Así pues, la obesidad es el resultado de la interacción de factores genéticos, ambientales, psicológicos, sociales y culturales que conducen a un desequilibrio energético positivo y como consecuencia a una excesiva acumulación de grasa corporal.

Sin duda alguna el abordaje de la obesidad, es sumamente complejo que requiere para su control de acciones efectivas, sinérgicas e integradoras, del Gobierno federal, estatal y municipal, Instituciones de Salud públicas y privadas, Secretaría de Educación Pública, Organizaciones no Gubernamentales y la propia Sociedad.

El Gobierno
Ubicar la idea de la prevención de la obesidad infantil como una prioridad nacional, con una intensa participación y liderazgo del gobierno en diferentes acciones y en todos los niveles.

Revisar las actuales regulaciones de etiquetado de alimentos (NOM 051-SECOFI y NOM-086-SSA1-1994), evaluar su impacto y comprensión en la población, y hacer las modificaciones necesarias para la prevención de la obesidad.

Revisar las regulaciones actuales de control de los medios de comunicación, enfocadas en el uso inadecuado de proclamas saludables de productos alimentarios, especialmente las de nutrición y la publicidad de bebidas altas en calorías y alimentos con alto contenido de carbohidratos refinados y/o grasas dirigida a los niños.

Buscar mecanismos para mejorar la aplicación de la ley por los medios de comunicación y la industria de alimentos, incluyendo el etiquetado de alimentos.

Crear un comité consultivo que junto con la Comisión Federal para la Protección contra Riesgos Sanitarios, COFEPRIS desarrolle y evalúe las políticas de etiquetado de alimentos, mercadeo, control de medios de comunicación y guías dietéticas. Este comité deberá incluir expertos de diferentes instituciones públicas y privadas y representantes de la industria y de los consumidores.

Algunos de los puntos prioritarios para estas políticas son: La modificación del etiquetado de alimentos con el propósito de lograr etiquetas amigables que sean claras y entendibles por el público en general.

Reducir a un mínimo el contenido de las proclamas de salud en el mercadeo a través de los medios de comunicación, especialmente para aquellos alimentos que promueven opciones "saludables" sin sustento científico.

Eliminar la publicidad en los medios de comunicación sobre bebidas y alimentos con altos contenidos de carbohidratos refinados y/o grasas dirigidas a los niños.

Establecer un límite en el uso de aceites y grasas, particularmente las grasas saturadas y eliminar los ácidos grasos trans de producción industrial en los alimentos industrializados y en la comida rápida, en establecimientos formales o informales.

Establecer un control del tipo de información que debe aparecer en el mercadeo a través de los medios de comunicación, para los productos alimentarios con alto contenido de carbohidratos refinados y/o grasas. También es importante establecer el control de los lugares donde puede hacerse publicidad. Debe discutirse la posibilidad de establecer límites estrictos en los entornos de los niños, tales como las escuelas, los parques, y los centros recreativos.

Evaluar el uso de subsidios e impuestos para la producción, consumo y tratados internacionales como instrumentos de política para mejorar el acceso a alimentos saludables, tales como frutas y verduras, durante todas las estaciones y reducir el consumo de comida no saludable.

Promover en distintos espacios de los medios de comunicación el consumo de frutas y verduras y otro tipo de comida saludable.

Promover a través de diversas campañas en los medios de comunicación el consumo de agua pura en lugar de bebidas endulzadas (incluyendo bebidas carbonatadas endulzadas) (Rivera, 2008).

Las Instituciones Educativas

Los programas de desayunos escolares deben ser revisados para regular la clase de alimentos que pueden ser ofrecidos, con el fin de garantizar que haya opciones de alimentos saludables.

Regular los alimentos que se ofrecen dentro y fuera de la escuela.

Promover la aplicación del tiempo mínimo establecido para educación física (EF) en escuelas privadas y públicas, así como programas de EF que alcancen la cantidad recomendada de actividad física moderada a vigorosa.

Alentar la organización de eventos locales y regionales para promover la práctica de deportes en las escuelas.

Definir los espacios mínimos en la escuela para garantizar la actividad física durante la clase de educación física y durante el recreo.

Revisar y mejorar el currículo escolar para incluir la prevención de la obesidad y promover un estilo de vida saludable (Rivera, 2008).

La Sociedad

Estimular la organización y apoderamiento de la comunidad. Explorar el espectro de organizaciones disponibles para identificar la mejor estrategia dirigida a aumentar el apoderamiento y la conciencia de la comunidad sobre la epidemia de obesidad, especialmente entre los padres. La organización potencial de las comunidades incluye la sociedad de padres de familia, grupos religiosos, y ONGs.

Los miembros de la comunidad deben sentirse con poder para exigir que se lleven a cabo las modificaciones en las normas y en el entorno, orientadas a lograr estilos de vida saludables (Rivera, 2008).

Referencias

Bray, G.A. Obesity increases risk of diabetes. Int. J. Obesity 2002; 16; (4), 513-517.

Calzada León, Obesidad en niños y adolescentes, Editores de Textos Mexicanos, México, 2003, pp: 81-83,112.

CONAPO 2007 http://www.conapo.gob.mx/publicaciones/migracion/Migración y Salud/migraciónysalud.pdf.

Encuesta Nacional de Salud-2006 (http://www.insp.mx/ensanut/).

Montero, J.C. Epidemiología de la obesidad en siete países de América Latina. Form. Contin. Nutr. Obes. 2002; 5; (5): 1-7.

Moreno García, D. Cultura alimentaria. Revista Salud Pública y Nutrición 2003; 4;(3):85-92.

Moreno García, D. Obesidad: Una perspectiva Epidemiológica y Sociocultural. Revista Salud Pública y Nutrición 2007; 8; (4): 115-118.

Nesbitt SD, Ashaye MO, Stettler N.Sobrepeso como Factor de Riesgo en Niños: Centro de Atención en la Etnia. Ethnicity & Disease 2004;14: 94-110

Overweight as a Risk Factor in Children: A Focus on Ethnicity. Ethnicity & Disease 2004; 14: 94-110.

Padilla G. y cols 2007. Censo Poblacional de salud nutricional en escolares de la Ciudad de Saltillo, Coahuila (artículo en proceso de publicación).

Reynlas, E., MC Diumenjo, D. Figueroa. Antropología de la salud. Influencia de factores biológicos, psicosociales y culturales sobre la percepción de la obesidad y los resultados de una intervención de educación para la salud. Revista Médica Universitaria 2007; 3; 2: 1-15.

Riaño Galán. Sobrepeso y obesidad en la adolescencia. Nuestra realidad. Boletín Pediátrico 2007; 47; (1): 8-12

Rivera Dommarco Juan Angel. Sobrepeso y obesidad en México: Epidemiología intervenciones para su prevención. univaweb | Noviembre 4, 2008 (IV Congreso Internacional de Nutrición, con la conferencia: Obesidad en México: Epidemiología e intervenciones para su prevención)

Sánchez Catillo P, Pichardo Ontiveros E. Epidemiología de la Obesidad. Gaceta Médica de México 2004; 140;(2): 03-20.

Vizmanos, F. Capdevila. Alimentación y obesidad. Investigación en Salud 2007; 8; (2): 79-85.

World Health Organisation. Obesity. Preventing and managing the global epidemic. Report of a WHO consultation of obesity. Geneva: WHO 2004.

Bioquímica de los lípidos

Citlali Alcaráz Quijada
Ana Cecilia Cepeda Nieto
Mauricio A. Salinas Santander

Estructura de los lípidos

Los lípidos (del griego *lipos*, grasa) se definen como pequeñas moléculas hidrófobas (*molécula o parte de una molécula que es soluble en agua) o anfipáticas (moléculas que contienen grupos o dominios polares y apolares) que se originan completamente o en parte por la condensación de tioésteres, basada en carbaniones (intermedios* de reacción con una carga negativa localizada sobre un átomo de carbono) o por la condensación de unidades de isopreno, basada en carbocationes (intermediados orgánicos en los que el carbono está cargado positivamente). Los lípidos contienen carbono, hidrógeno, algo de oxígeno y alguno nitrógeno y fósforo. Fácilmente solubles en disolventes orgánicos como los hidrocarburos (cloroformo, tetracloruro de carbono); contienen ácidos grasos y son empleados por los organismos vivos como suministro de energía. Ofrecen una barrera hidrófoba que permite distribuir el contenido acuoso de las células y los elementos subceluales. Además, los lípidos se han subdividido en términos generales como "simples" y "compuestos", no polares y polares.

Los lípidos tienen funciones estructurales (constituyen la mayor parte de las membranas plasmáticas), sirven como almacén de energía, señalización celular, forman barreras de permeabilidad especializadas (piel) y son precursores de importantes de moléculas como las hormonas esteroideas, ácidos biliares, etc. (Baynes, 2006).

Clasificación de los lípidos
Los lípidos se clasifican de acuerdo con su composición, el tamaño de la cadena de carbonos y el grado de saturación de hidrógenos. En los siguientes diagramas podemos apreciar dos de las clasificaciones más utilizadas.

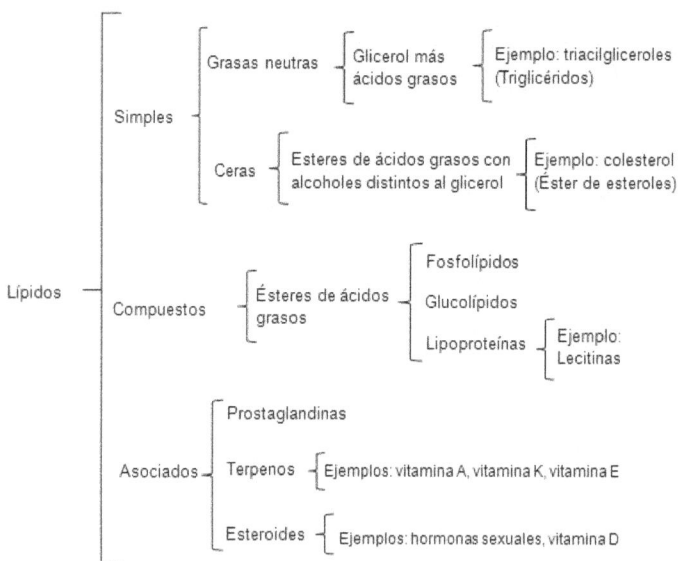

```
                    ┌ Ácidos grasos
          ┌ Polares ┤ Colesterol
          │         └ Esteres
          │
                                    ┌ Fosfatidil Colina
                                    │ Fosfatidil Etanolamina    ┐
                                    │ Plasmalógenos             │
Lípidos ──┤                         │ Fosfatidil Serina         │  Fosfoglicéridos
          │            ┌ Fosfolípidos┤ Éter Fosfátido           ├  (Basados en glicerol)
          │            │            │ Fosfatidil Inositol       │
          │            │            │ Difosfatidil Glicerol     ┘
          └ No Polares ┤            └ Esfingomielina ─────── Esfingolípido
                       │                                        (Amidado)
                       │
                       │            ┌ Cerebrósidos
                       └ Glucolípidos┤ Sulfátidos
                                    └ Gangliósidos
```

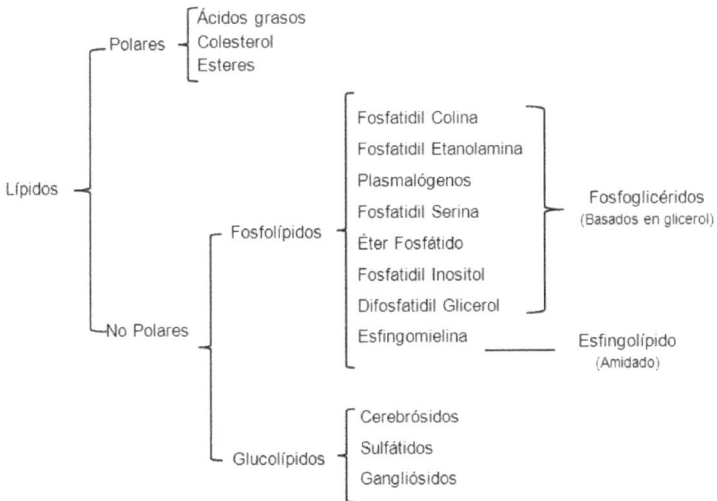

Los principales tipos de lípidos son:

Ácidos grasos

Los ácidos grasos son constituyentes fundamentales de la gran mayoría de los lípidos, hasta el punto de que su presencia es determinante de esta clase de sustancias. Son un grupo diverso de ácidos orgánicos, que se encuentran presentes en las grasas, raramente libres, y casi siempre esterificando al glicerol de forma covalente y eventualmente a otros alcoholes. Son generalmente de cadena lineal de enlaces de carbono–hidrógeno (C–H) que terminan con un grupo carboxilo (–COOH) y tienen un número par de átomos de carbono. En los ácidos grasos no todos los átomos de carbono están saturados por completo o enlazados con átomos de hidrógeno; algunos de ellos pueden formar enlaces dobles carbono–carbono (C=C). Dependiendo del número de enlaces dobles C=C, los ácidos grasos pueden clasificarse como saturados (sin enlaces dobles), monosaturados (un enlace doble) poliinsaturados (dos o más enlaces dobles). Por lo general, los enlaces dobles C=C de ácidos grasos insaturados están dispuestos en forma *cis*, con ambos átomos de hidrógeno en el mismo lado del enlace doble C=C, que causa una curvatura en su estructura, incrementando el espacio que requieren cuando se empacan en una capa lipídica, lo que permite que estos ácidos grasos insaturados sean más fluidos porque no se autodisocian tan fácil. Los enlaces dobles C=C de los ácidos grasos, también pueden ocurrir en la configuración *trans*, con ambos átomos de hidrógeno en el lado opuesto del enlace doble C=C, lo que les da una orientación espacial de sus enlaces dobles, y hace que no se curven y tienen propiedades físicas similares a las de los ácidos grasos saturados. Los ácidos grasos tienen longitud variable y pueden clasificarse como ácidos grasos de cadena corta, cuando tienen de cuatro a seis átomos de carbono; de cadena media, si cuentan con ocho a 12 átomos de carbono; o larga si tienen más de 12 átomos de carbono. En la dieta la mayor parte de los ácidos grasos son de cadena larga. En el plasma la mayor parte de los ácidos grasos son constituyentes de los triacilgliceroles (triglicéridos) o fosfolípidos y en una pequeña cantidad existen libres, no esterificada, unidos a la albúmina. En la naturaleza, no es habitual que se encuentren los ácidos grasos *trans*; pero los encontramos en la dieta, debido a la hidrogenación química empleada en el proceso de convertir los aceites vegetales poliinsaturados en margarina sólida, donde se introducen enlaces dobles *trans*. Los ácidos grasos saturados carecen de dobles enlaces, por lo que les dificulta combinarse con otras moléculas. Por este motivo, la mayor parte de los ácidos grasos saturados se mantiene en estado sólido a la temperatura ambiente. Se encuentran en algunas grasas vegetales, como el aceite de coco y el de palma, que son muy ricos en ácidos grasos saturados; en gran cantidad en las grases animales, excepto en los mariscos y pescados, que son muy ricos en ácidos grasos poliinsaturados. Los ácidos grasos saturados aumentan los niveles de colesterol en sangre, especialmente los de la fracción de lipoproteínas de baja densidad (LDL). Si bien, el mecanismo por el que este aumento se produce no está del todo claro, parece ser que los ácidos grasos saturados enriquecen los fosfolípidos de la membrana celular, interfiriendo con la función normal de los receptores de la LDL, reduciendo de esta forma la absorción de las LDL por las células. Al reducirse su absorción, la concentración de las LDL en sangre es notablemente mayor. Dentro de la estructura de los ácidos grasos son posibles dos configuraciones estereoisoméricas, cis y trans, alrededor de cada doble enlace carbono-carbono (Fig. 1).

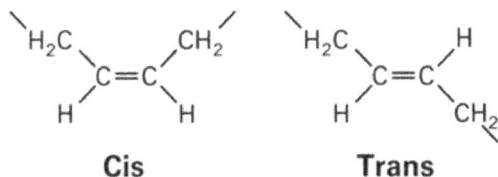

Figura 1. Configuraciones estereoisoméricas de los ácidos grasos (Tomada de Lodish, 2005).

Un doble enlace cis introduce una angulación o dobles en una cadena recta de un ácido graso. En general, los ácidos grasos en los sistemas biológicos solo contienen dobles enlaces *cis* (Murray 2010).

Triglicéridos (Triacilglicéridos, triacilgliceroles)
Los triglicéridos consisten en tres ácidos grasos unidos por enlaces covalentes a una molécula de glicerol (Fig. 2) y su principal función es el almacenar energía en el tejido adiposo. Son transportados en la circulación a través de lipoproteínas y cuando son liberados desde el adipocito lo hacen a través de partículas lipoproteícas en forma de ácidos grasos libres para ser utilizados como fuente de energía (Murray, 2010).

Ácidos grasos

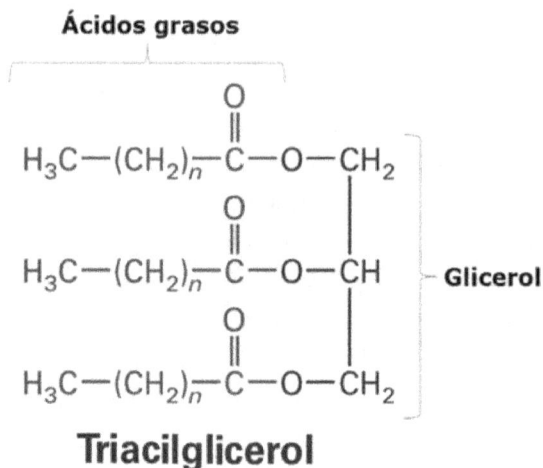

$$H_3C-(CH_2)_n\overset{\overset{\textstyle O}{\|}}{C}-O-CH_2$$

$$H_3C-(CH_2)_n\overset{\overset{\textstyle O}{\|}}{C}-O-CH$$ Glicerol

$$H_3C-(CH_2)_n\overset{\overset{\textstyle O}{\|}}{C}-O-CH_2$$

Triacilglicerol

Figura 2. Estructura química de los triglicéridos (Tomada de Lodish, 2005).

Fosfodiacilgliceridos

También conocidos como fosfolípidos, son lípidos constituidos por dos cadenas de ácidos grasos unidos a dos de los tres grupos hidroxilo del glicerol, y en el tercer hidroxilo tiene esterificado un fosfato unido a un grupo polar o hidrofílico, que puede ser colina, serina, etanolamina o inocitol, lo que les da la propiedad de ser anfipáticos, es decir, tienen una porción polar o hidrofilica y otra apolar o hidrofóbica. Está cualidad es lo que los hace los componentes ideales para formar la bicapa de la que están compuestas en su mayoría las membranas celulares (Murray 2010) (Fig. 3).

Colesterol

El colesterol es el principal esterol en las células animales, consta de 27 carbonos (Fig. 4), es hidrofóbico y es un importante componente de las membranas celulares, también es precursor todos los esteroides en el organismo, incluyendo las hormonas esteroideas (progestágenos, estrógenos, andrógenos, glucocorticoides y mineralcorticoides), ácidos biliares y vitamina D (Murray 2010).

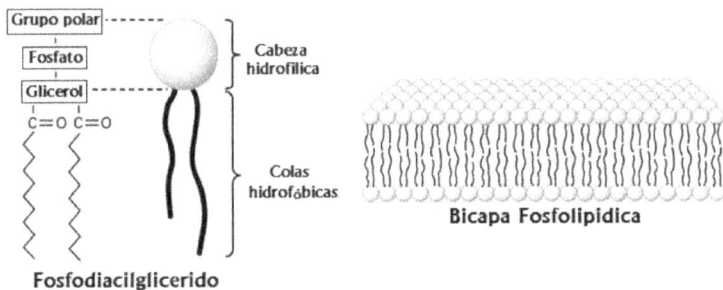

Figura 3. Estructura química de un fosfodiacilglicerido y representación gráfica del mismo, así como de la bicapa fosfolipídica de las membranas celulares. (Tomada de Lodish, 2005).

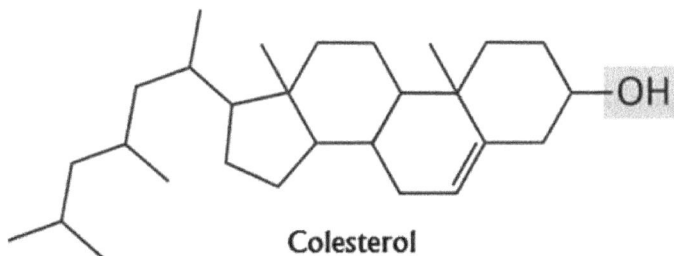

Figura 4. Estructura química del colesterol (Tomada de Lodish, 2005).

Metabolismo de los lípidos
Los lípidos del cuerpo pueden ser adquiridos a través de la dieta o bien, pueden ser biosíntetizados en nuestras células.

Metabolismo de los lípidos dietéticos

La digestión de los lípidos provenientes de la dieta empieza en el estómago y continúa en la porción proximal del intestino delgado. Los triglicéridos son hidrolizados hasta ácidos grasos libres (FFA) y algunas pequeñas cantidades quedan como monoglicéridos y digliceridos, los ésteres de colesterol se hidrolizan a colesterol libre, y los fosfolípidos son convertidos principalmente a lisolecitina. Las micelas de sales biliares se dispersan y solubilizan parcialmente los lípidos en agua, eso facilita el transporte intestinal y permite que sean absorbidos por las células del epitelio intestinal. El ácido biliar también activa la lipasa pancreática, que participa en la hidrólisis de triglicéridos. Los ácidos grasos de cadena larga son absorbidos por los enterocitos del duodeno y del yeyuno proximal, son re-esterificados en triglicéridos y usados en la biosíntesis de lipoproteínas intestinales (quilomicrones), los cuales a través de la linfa mesentérica entran a la circulación general. Los ácidos grasos de cadena mediana ($\leq$ de 10 carbonos) son absorbidos hasta la sangre portica sin ser esterificados y son transportados directamente al hígado. Los ácidos biliares son reabsorbidos principalmente por el íleo, entran a la circulación portica y llegan hasta el hígado (Roach, 2003).

Metabolismo de ácidos grasos

Los ácidos grasos saturados son sintetizados por la enzima ácido graso sintasa, en el citoplasma de la célula, como producto de una serie de reacciones cíclicas en las que se construye mediante la adición secuencial de dos carbonos derivados del acetil Co-A a una molécula inicial de malonil Co-A, hasta obtener una cadena de ácido graso hasta de 10 carbonos, aquellos más grandes de 10 son sintetizados en el retículo endoplasmático. Varios tejidos, entre ellos el hígado, se encargan de la formación de ácidos grasos insaturados a partir de ácidos grasos saturados. En un ácido graso saturado el primer doble enlace casi siempre se introduce en el carbono 9 (Δ9), a través de una enzima llamada desaturasa, después se agregan dobles enlaces adicionales en los carbonos 4, 5 o 6, siempre separados entre sí por un grupo metileno. Los ácidos linoleico (ω6) y α-linoleico (ω3) son esenciales, puesto que el cuerpo no tiene la capacidad de sintetizarlos y tienen que ser consumidos en la dieta. Los ácidos grasos se almacenan en forma de triacilgliceridos en el citoplasma de los adipositos, al unirse a una molécula de glicerol, o bien pueden unirse dos ácidos grasos y un grupo fosfato a una molécula de glicerol, los cuales junto a un grupo polar dan origen a los fosfolípidos. Por otro lado, los carbohidratos en exceso, son almacenados también en forma de triglicéridos, la glucosa excedente a través de lipogénesis, es convertida en grasa a través de intermediarios como piruvato, lactato y acetil-Co-A.

Para la degradación de las grasas, primero sucede una hidrólisis de los depósitos de triacilglicéridos en el adipocito, lo cual da origen a glicerol y ácidos grasos libres. Después, el glicerol es transportado al hígado, donde es fosforilado, para ser utilizado ya sea para formar de nuevo triglicéridos o para formar dihidroxiacetona fosfato (DHAP), intermediario de glicólisis. Los ácidos grasos libres viajan a través de la circulación hasta ser captados por diferentes células para ser sometidos a β-oxidación, proceso que consta de una secuencia de cuatro reacciones cíclicas, que ocurren en la matriz mitocondrial y cuya función es la obtención de energía (Baynes, 2006).

Metabolismo del colesterol
Existen mecanismos reguladores que tratan de equilibrar la cantidad de colesterol plasmático que el organismo adquiere a través de la dieta y aquel que pierde como sales biliares. El fracaso de este mecanismo es lo que produce elevados niveles de colesterol en sangre y por lo tanto un aumento en el riesgo de enfermedad cardiovascular.

La síntesis del colesterol ocurre a partir de acetil Co-A y de acetoacetil Co-A, producto de una serie de reacciones que ocurren en el citoplasma y en el interior del retículo endoplasmático (Fig. 5), de prácticamente todas las células del cuerpo (excepto eritrocitos), pero principalmente en los hepatocitos. La conversión de β-hidroxiβ-metiglutaril Co-A (HMG-CoA) a Mevalonato, es el paso limitante de la velocidad en la biosíntesis del colesterol, pues está catalizada por la enzima HMG-CoA reductasa, cuya transcripción y por lo tanto función, puede ser inhibida por niveles elevados de colesterol en la célula, y se regula mediante la activación de un factor de transcripción denominado "proteína de unión a elemento regulador esterol (SREBP). SREBP pertenece a una familia de proteínas que regulan la transcripción de una gama de genes que codifican para proteínas que intervienen en la captación y metabolismo del colesterol y otros lípidos (Lodish, 2006; Karp, 2011) (Fig. 5). Por otro lado, existen diversas hormonas que intervienen en la actividad de la HMG-CoA reductasa, por ejemplo, la insulina o la hormona tiroidea, puede aumentar su actividad, mientras que el glucagon o los glucocorticoides la aminoran. También mecanismos de fosforilación y desfosforilación modifican de modo reversible la actividad de la enzima. La enzima HMG-CoA reductasa, es de gran importancia médica, pues es el blanco de uno de los fármacos más utilizados en el control de los niveles séricos de colesterol, las estatinas, que bloquean la acción de la HMG-CoA reductasa, y con esto inhiben la biosíntesis de colesterol (Murray, 2006).

Otra enzima importante en el metabolismo del colesterol es la colesterol 7α-hidroxilasa, que convierte el colesterol en 7α-hidroxicolesterol. Este es el principal paso limitante en la biosíntesis de ácidos biliares. La actividad de la enzima es regulada por retroalimentación, a través del receptor de unión a ácido biliar nuclear, denominado receptor X farnesoide (FXR). Cuando aumenta la cantidad de ácidos biliares en la circulación enterohepática, el FXR se activa, y suprime la transcripción del gen que codifica para la colesterol 7α-hidroxilasa (Fig.6). La actividad de ésta también se incrementa por el colesterol de origen endógeno y de la dieta y está regulada por insulina, glucagon, glucocorticoides y hormona tiroidea. La colesterol 7α-hidroxilasa junto con la HMG-CoA reductasa trabajan de manera conjunta y sus actividades usualmente cambian en paralelo (Lodish, 2005).

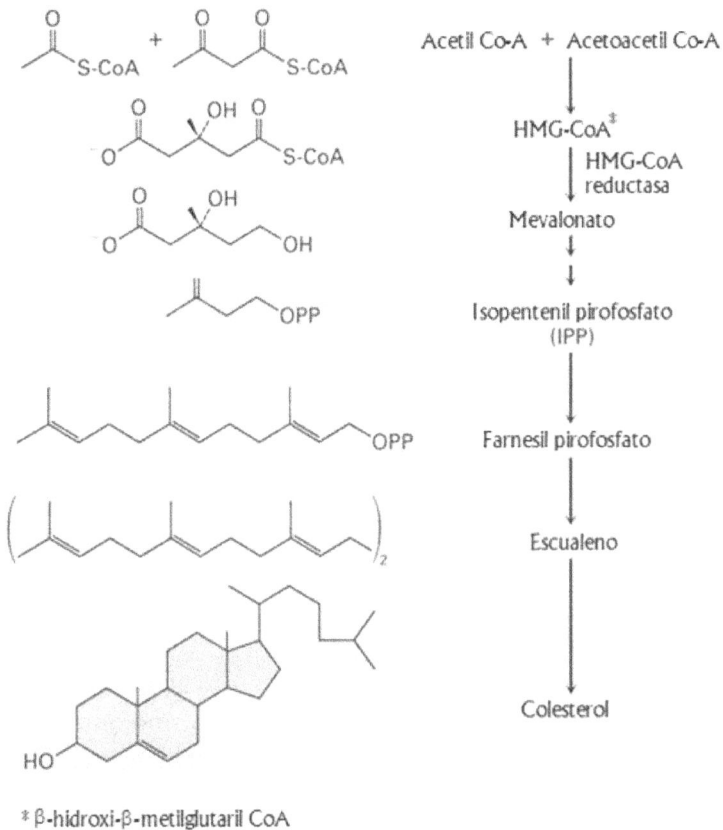

* β-hidroxi-β-metilglutaril CoA

Figura 5. Vía biosintetica del colesterol (Tomada de Lodish, 2005).

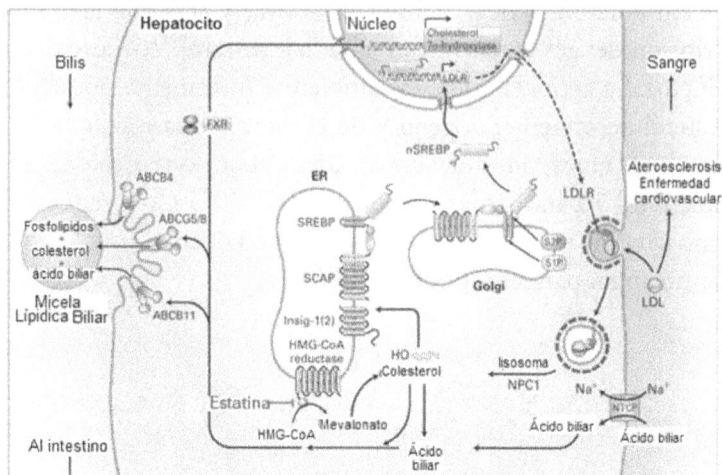

Figura 6. Regulación de biosíntesis de Colesterol. Se observa el mecanismo de síntesis de SREBP, a través de la interacción del Retículo Endoplasmico (ER) y el Complejo de Golgi, lo que libera SREBP, el que viaja hasta el núcleo celular, donde activa la síntesis de proteínas involucradas en el metabolismo del colesterol, entre ellas, la 7α-hidroxilasa, HMG-CoA reductasa y receptores de LDL. Por otro lado, se observa la acción de las estatinas, las cuales inhiben la HMG Co-A reductasa, bloqueando así la biosíntesis de colesterol, provocando una mayor expresión de los receptores de LDL, con la finalidad de introducir mayor cantidad de colesterol sérico a la célula, he ahí el beneficio de estos fármacos (Modificada de Lodish, 2005).

Transporte lipídico

Debido a la característica hidrofóbica o insoluble en agua de los lípidos, estos solo pueden ser transportados por el plasma formando lipoproteínas. Una lipoproteína está compuesta de proteínas llamadas apoliproteínas y una monocapa fosfolipídica que contiene colesterol o triglicéridos. Existen diferentes tipos de lipoproteínas, que poseen diferente tamaño, función, composición lipídica y de apolipoproteínas (Karp, 2011). Cuatro de ellas se denominan en base a sus diferentes densidades: lipoproteína de alta densidad (HDL), lipoproteína de densidad intermedia (IDL), lipoproteína de baja densidad (LDL) y lipoproteína de muy baja densidad (VLDL). Cuanto más baja es la relación ente proteínas y lípidos, menor es la densidad. El quinto tipo se denomina quilomicrón, es la menor densa, por lo que es la que contiene la mayor proporción de lípidos. Las VLDL y los quilomicrones transportan principalmente triglicéridos en su interior, mientras que el LDL y HDL contienen principalmente ésteres de colesterol (Baynes, 2006) (Fig. 7).

Las apolipoproteínas ayudan a organizar la estructura de una lipoproteína, así como a determinar el tipo de interacciones que forma con otras proteínas y por lo tanto su función. Cada partícula de LDL contiene una apolipoproteína denominada ApoB-100, incluida en su capa externa. En cambio, varias copias de diferentes apolipoproteínas se encuentran en cada una de las otras clases de lipoproteínas (Tabla 1).

La VLDL es secretada por los hepatocitos y se convierte en IDL y finalmente en LDL, al viajar por la ciruclación. La LDL entrega la mayor parte de su colesterol al hígado, que expresa la mayoría de los receptores para LDL. De manera similar, los quilomicrones, por acción de la enzima lipasa, son convertidos en remanentes de quilomicrones, los cuales son incorporados al hígado por endocitosis. Por otro lado, pequeñas partículas de pre-βHDL se generan extracelularmente a partir de apolipoproteínas A, secretadas sobretodo por el hígado y el intestino, las cuales van incorporando fosfolípidos y colesterol, el cual es esterificado por la lecitina γ-colesterol aciltransferasa (LCAT). Grandes partículas de HDL, pueden trasnferir sus ésteres de colesterol a otras lipoproteínas a través de la proteína de transferencia de ésteres de colesterol (CEPT) o a células a través del receptor SR-B1. El HDL ya sin lípidos es capaz de reutilizarse (Magkos, 2009; Manley, 2008).

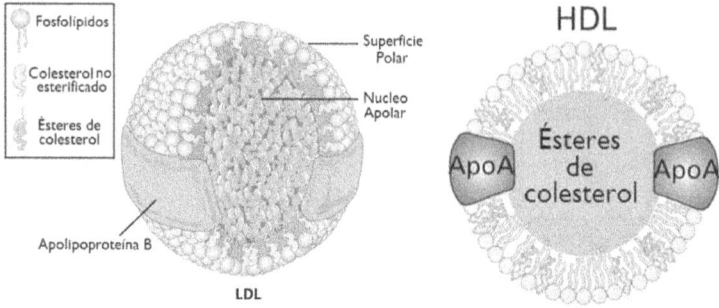

Figura 7. Estructura de las LDL y HDL (Tomada de Lodish, 2005).

Clasificación y propiedades de las lipoproteínas		
Clase	Fuente y función	Apolipoproteínas
Quilomicrones	Transporte de triacilgliceridos dietéticos.	A-I, II, B-48, C-I, II, III, E
VLDL	Transporte de triacilglicerol sintetizado endógenamente desde el hígado hasta tejidos periféricos.	B-100, C-I, II, III, E
IDL	Formada por la degradación parcial de VLDL y precursor del LDL.	B-100, C-III, E
LDL	Formada por la degradación de IDL, transporta colesterol a tejidos periféricos.	B-100
HDL	Sintetizada por el hígado y sus principales funciones son: Transporte inverso de colesterol, es decir elimina el colesterol, llevándolo desde los tejidos hasta el hígado. Proporciona apolipoproteínas C-II y E, para quilomicrones y VLDL	A-I, II, C-I, II, II, D, E

Tabla 1. Clasificación y propiedades de las lipoproteínas
(Modificada de Roach, 2003).

Referencias

Baynes J.W., Dominiczak M.H. Bioquímica Médica. Editorial Elsevier Mosby. 2ª ed. España. 2006.

Karp, G. Biología Celular y Molecular. 6ª Edición. Ed. McGraw-Hill Interamericana. México. D.F. 2011.

Lodish H., Berk A., Matsudaira P., Kaiser CA., Krieger M., Scott M.P., Zipursky SL., Darnell J. Biología Celular y Molecular. 5ª edición. Ed. Médica Panamericana. Buenos Aires, Argentina. 2005.

Magkos F., Mittendorfer B. Gender Differences in Lipid Metabolism and the Effect of Obesity. Obstet Gynecol Clin N Am. 2009. 36: 245–265

Mahley R.W., Weisgraber K.H., Bersot T.P. Williams Textbook of Endocrinology. Ed. Elsevier. 11 ª Ed. 2008.

Murray R.K., Bender D.A., Botham K.M., Kennelly P, J., Rodwell V.W., Weil P.A. Harper. Bioquímica Ilustrada. Editorial Mc Graw Hill. 28ª Ed. China. 2010.

Roach J.O., Benyon S. Lo esencial en Metabolismo y Nutrición. Editorial Elsevier. 2ª Ed. España. 2003.

Determinación de los lípidos

María Antonia González Zavala
María Guadalupe de la Cruz Galicia
Sonia Yesenia Silva Belmares
José Juan Terrazas Flores
María Elena Álvarez Cancino

Los lípidos realizan funciones muy importantes en el organismo entre las cuales están: la energética, la de reserva energética, la estructural, la aislante y protectora, y la biocatalizadora.

Los principales lípidos que se encuentran en el plasma humano son:

1. Fosfolípidos.
2. Colesterol.
3. Triacilgliceroles (Triglicéridos).
4. Ácidos grasos no esterificados (AGNE).

El colesterol y los triglicéridos son de gran interés en el diagnóstico y tratamiento de las alteraciones de las lipoproteínas. Los fosfolípidos proporcionan escasa información, excepto en la enfermedad obstructiva hepática o cuando están bajas las lipoproteínas.

Los lípidos son transportados en el plasma y otros compartimientos en forma de lipoproteínas, que son complejos macromoleculares compuestos por un núcleo hidrofóbico (triglicéridos y esteres de colesterol) y una superficie hidrófila constituida por fosfolípidos, colesterol no esterificado y proteínas (apoproteínas).

Fosfolípidos

En su estructura son similares a los triacilgliceroles, excepto que tiene sólo dos ácidos grasos esterificados, su característica común es que contiene un resto de ácido fosfórico esterificado en la tercera posición en la estructura del glicerol (ésteres del glicerol más dos grupos, acil y ácido fosfatídico). Debido a la presencia del residuo fosfatidato, a pH neutro los fosfolípidos tienen por lo menos una carga negativa. Son los componentes estructurales más importantes de las membranas celulares y desempeñan funciones importantes, tales como el señalamiento, la fijación de ciertos neurotransmisores, de hormonas y de factores de crecimiento a receptores situados en la membrana. Son agentes emulsionantes y agentes superficiales activos (Fahy, 2005).

Los principales fosfolípidos plasmáticos son:

1. Esfingomielina.
2. Lecitina (fosfatidilcolina).
3. Cefalinas (fosfatidiletanolamina).

La fosfatidilcolina y la esfingomielina constituyen el 90% de los fosfolípidos en el plasma. Los restantes son fosfatidilserina y fosfatidiletanolamina del 3 – 6 % y la lisofosfatidilcolina del 4 – 9%.

Esfingomielina
Es un lípido complejo, está formado por una cabeza polar y dos colas apolares, y a diferencia de los demás lípidos no están

conformados por glicerol. La estructura central está conformada por el alcohol de cadena larga llamado esfingosina. Lípido estructural de primera importancia en el tejido nervioso, se encuentra en la vaina de la mielina de las células nerviosas y tienen propiedades aislantes que facilitan la transmisión rápida del impulso nervioso. En los últimos años también se ha encontrado que actúan en procesos de reconocimiento en la superficie celular. La esfingomielina se encuentra estrechamente asociada con la lecitina y cefalina en la fracción fosfolipídica del tejido encefálico.

Lecitina (fosfatidilcolina)
Cuando la molécula de lecitina está totalmente hidrolizada, produce dos moléculas de ácido graso (suelen ser el oleico, el palmítico o el esteárico), una de glicerol, una de ácido fosfórico, y un compuesto nitrogenado básico (por lo general colina).

En la industria, las lecitinas son extraídas de la yema del huevo, tejido cerebral o de porotos de soja, son utilizados como emulsificadores (para estabilizar preparados en microgotas para aplicaciones subcutáneas e intravenosas, como en la anestesia intravenosa), antioxidantes y estabilizadores en alimentos y preparados farmacéuticos.

Cefalinas
Se asocian con los procesos de coagulación de la sangre, por su estructura se relacionan en forma estrecha con las lecitinas y se sabe que son constituyentes esenciales de diversos tejidos en el organismo. Estas difieren de las lecitinas en que la colina es reemplazada por la colamina (etanolamina), la serina o el mesoinositol.

Glucolípidos
Se encuentran presentes en todos los tejidos y en la cara externa de la membrana plasmática. Están formados por la esfingo-

sina, un ácido graso y en parte por un residuo de oligosacárido muy grande pero carecen de fosfato presente en los fosfolípidos. Los cerebrósidos son representantes simples de este grupo. Los gangliósidos son los glucolípidos más complejos, representan una gran familia de lípidos de membrana cuyas funciones se desconocen. Se encuentran preferentemente en las membranas celulares del cerebro, en el tejido nervioso periférico y son abundantes en la vaina de la mielina. Son muy antigénicos, además pueden unir toxinas o bacterias a las membranas celulares. Son importantes en la enfermedad de Tangier, en la deficiencia de Lecitín colesterol acetiltransferasa en la hipolipoproteinemia e ictericia obstructiva (Guyton, 2006).

Triacilgliceroles (Triglicéridos o triacilglicéridos)
Son ésteres del glicerol, generalmente con tres ácidos grasos distintos, se diferencian de acuerdo con la identidad y la ubicación de sus ácidos grasos, por ejemplo, 1 palmitoil-2-linoleoil-3-estearoil-glicerol. Constituyen el 95% del tejido adiposo del humano, es la principal forma de almacenamiento en el citosol de los adipocitos y en escasa cantidad en el hígado. Son esenciales en el transporte de energía en el cuerpo y como tejido adiposo proporciona aislamiento para las bajas temperaturas. Los triacilgliceroles funcionan como reservas de energía metabólica. Esto se debe a que los triacilgliceroles están menos oxidados que los hidratos de carbono o las proteínas y, por lo tanto, rinden significativamente más energía por unidad de masa en su oxidación completa. Son lípidos no polares y se almacenan en forma anhidra, mientras que el glucógeno, por ejemplo, se une a una cantidad de agua alrededor de su peso en condiciones fisiológicas. Consecuentemente, las grasas proveen cerca de seis veces la energía metabólica de un peso equivalente de glucógeno hidratado. Los adipocitos están especializados en la síntesis y el almacenamiento de triacilgli-

ceroles. Mientras que otras células poseen unas pocas gotitas de grasa dispersas en su citosol, los adipocitos pueden estar casi completamente llenos de glóbulos de grasa. El tejido adiposo es más abundante en la capa subcutánea y en la cavidad abdominal. El contenido de grasa en los seres humanos normales (21% en los hombres y 26% en las mujeres) les permite sobrevivir en la inanición de dos a tres meses. En contraste, el suministro de glucógeno del cuerpo, que funciona como una reserva de energía de corto plazo, puede abastecer las necesidades de energía durante menos de un día. Los triacilgliceroles son transportados por lo quilomicrones (QLM) y lipoproteínas de muy baja densidad (VLDL).

Altos niveles de triacilglicerol desplazan al colesterol de alta densidad (c-HDL) y se han obtenido evidencias recientes que indicarían que los triacilgliceroles pueden ser grandes generadores de problemas para el corazón. Estos lípidos, también pueden ser responsables del desarrollo de coágulos sanguíneos que bloquean las arterias y concluyen en un ataque cardíaco. Con frecuencia, los triacilgliceroles elevados están asociados a la resistencia a la insulina, a la obesidad (en particular la obesidad abdominal) y a la diabetes mellitus tipo 2 (DM2).

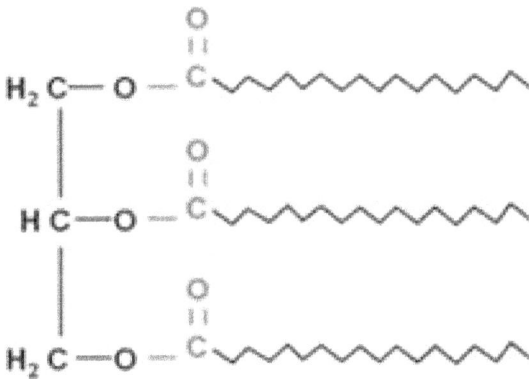

Figura 2. Estructura de triacilgliceroles

Colesterol

El principal derivado del esterol en los seres humanos es el colesterol. Es un alcohol esteroide insaturado que contiene cuatro anillos (A, B, C, y D), y tiene una sola cadena lateral C–H, la única parte hidrofílica del colesterol es el grupo hidroxilo en el anillo A. Consecuentemente, el colesterol es también un lípido anfipático y se halla en la superficie de capas lipídicas junto con los fosfolípidos. Es característico de los animales, la mayoría de los tejidos pueden producir colesterol, pero se sintetiza principalmente en el hígado y el intestino delgado en un 50%, mientras que el resto se obtiene de los alimentos de origen animal en la dieta. Tiene un papel muy importante en la formación del tejido cerebral y nervioso. Es un lípido insoluble en agua que se presenta en dos formas, como colesterol libre (colesterol no esterificado) de 30 – 40% o como éster de colesterol (colesterol esterificado o éster de colesterilo) de 60 – 70%. Los ésteres de colesterilo (hidrófobos) se encuentran en el centro de gotas de lípidos junto con los triacilgliceroles. Es un componente fundamental de las membranas celulares, siendo un componente esencial para su estabilidad estructural y funcional. Es el precursor de otros compuestos biológicamente activos que cumplen importantes funciones fisiológicas, tales como ácidos biliares, hormonas esteroideas, vitamina D, etc.

Colesterol

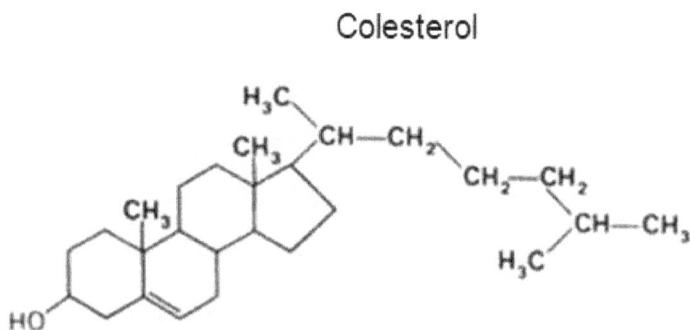

Figura 3. Estructura del colesterol

El colesterol exógeno es el que aportan los alimentos. El 40% de la cantidad ingerida es absorbida por las células del intestino y empaquetado en forma de éster del colesterol con los triacilgliceroles de la dieta en pequeñas gotitas denominadas quilomicrones (QLM). Los alimentos ricos en colesterol son: huevo (yema), grasas animales, carnes rojas, productos lácteos, ingesta abundantes de carbohidratos, etc. (Koolman, 2004).

Síntesis del colesterol

En un organismo saludable se establece un equilibrio intrincado entre la biosíntesis, la utilización y el transporte del colesterol, que mantiene su acumulación perjudicial al mínimo. La síntesis del colesterol se lleva a cabo en el citoplasma por una serie compleja de reacciones en las que interviene la acetil CoA, que es la fuente de todos los átomos de carbono. Dicha síntesis se realiza en varias etapas (Cuadro 1).

Cuadro 1.
Etapas de la síntesis del colesterol

Etapa	Reacciones
1ª	A partir de acetil CoA se forma HMG-CoA (3-hidroxi-3-metilglutaril CoA).
2ª	Conversión de HMG-CoA a mevalonato, reacción catalizada por la reductasa de HMG-CoA.
3ª	Conversión de mevalonato a escualeno.
4ª	Conversión del escualeno a lanosterol.
5ª	Conversión de lanosterol a colesterol.

La regulación de la síntesis del colesterol debe incluir las contribuciones al colesterol total provenientes del colesterol extracelular (LDL y otras lipoproteínas) y del intracelular. La síntesis del colesterol es regulada por cambios en la magnitud de la actividad de tres proteínas claves: el receptor de la membrana de LDL, la HMG-CoA sintetasa y la HMG-CoA reductasa. Cuando los niveles de colesterol disminuyen en la célula, aumenta la transcripción de los genes que codifican estas tres enzimas y se produce entonces un incremento del suministro del colesterol a partir del suero (LDL) y la síntesis celular (Fahy, 2005).

La reductasa de HMG-CoA (β-hidroxi-β-metilglutaril-CoA) es la principal enzima que limita el ritmo de la biosíntesis del colesterol y a su vez la acción de esta enzima está regulada por los siguientes mecanismos:

1. La expresión del gen de la reductasa de HMG-CoA se activa cuando son bajas las concentraciones de colesterol y produce mayor cantidad de la enzima y por lo tanto aumenta la síntesis de colesterol.
2. La actividad de la reductasa HMG-CoA es inhibida por la cinasa de proteínas, activada por el glucagón y activada por la insulina.

Los fármacos empleados en las hipercolesterolemias como las estatinas son inhibidores competitivos de la reductasa HMG-CoA.

Transporte del colesterol
El colesterol endógeno se produce especialmente en el hígado, las moléculas de colesterol viajan por el torrente sanguíneo unidas principalmente a dos tipos de lipoproteínas:

Lipoproteínas de baja densidad (LDL). Se encargan de transportar el colesterol a los tejidos para su utilización. Este es el colesterol que, en exceso, puede quedar adherido a las paredes de los vasos sanguíneos, por lo que es recomendable mantener bajos los niveles de colesterol LDL (c-LDL).

Lipoproteínas de alta densidad (HDL). Recogen el colesterol sobrante de los tejidos y lo trasladan hasta el hígado, para ser eliminado. Por lo tanto, cuanto mayor sean los niveles de colesterol HDL (c-HDL), mayor cantidad de colesterol será eliminado de la sangre.

Vía de excreción del colesterol

Se pierde colesterol por la descamación de células que lo contienen en sus membranas; esto ocurre con la pérdida en la dermis de queratinocitos y en todo el tracto digestivo de células epiteliales gástricas, intestinales y del colon. La fuente de excreción más importante del colesterol no esterificado es por la bilis, siendo el componente mayor de ésta. Los mecanismos de esta excreción no son bien conocidos, pero esta excreción se correlaciona con la magnitud de formación de los ácidos biliares. La conversión del colesterol a ácidos biliares primarios (ácido cólico y ácido quenodesoxicólico) se lleva a cabo exclusivamente en el hepatocito de los humanos y requiere múltiples pasos enzimáticos. Se presupone que el paso limitante de esta síntesis es la conversión del colesterol a 7–hidroxi colesterol en el retículo endoplasmático por acción de la 7–α–hidroxilasa. Después de la síntesis de ácidos biliares, éstos se conjugan con glicina o taurina por acción de enzimas microsómicas, formándose las sales biliares (ácidos biliares conjugados), este proceso permite la secreción de ácidos biliares a la bilis. La bilis se acumula en la vesícula biliar, al llegar los alimentos al duodeno, la vesícula biliar se contrae por la acción de la colcistocinina o colecistoquinina (CCK) y la bilis pasa al duodeno. Los ácidos biliares conjugados por ser el principal soluto de la bilis, sirven como fuerza impulsora de la secreción biliar, actúan como emulsificadores para favorecer la absorción intestinal de las grasas, de sustancias liposolubles y vitaminas liposolubles; después una parte de los ácidos biliares conjugados se reabsorben en el íleon terminal por un proceso específico de transporte. Los ácidos biliares conjugados reabsorbidos vuelven al hígado por la sangre portal y son extraídos por los hepatocitos; este proceso forma la circulación enterohepática. El catabolismo del colesterol se lleva a cabo en el hígado, convirtiéndolo en ácidos biliares conjugados, los cuales pasan al intestino en donde son modificados por acción de las bacterias a esteroles fecales neutros, siendo esta la principal vía de excreción del colesterol.

El colesterol es solubilizado en la bilis por los ácidos biliares y los fosfolípidos en vesículas o micelas mixtas, impidiendo su cristalización. Si entra a la bilis más colesterol que el que se puede solubilizar, es posible que se desarrolle colelitiasis y sus complicaciones concomitantes.

Los factores que afectan al colesterol en sangre comprenden edad, sexo, peso corporal, dieta, consumo de alcohol y tabaco, ejercicio físico, factores genéticos, antecedentes familiares, medicamentos, situación menopáusica, el uso de una terapia de reemplazo hormonal y desórdenes crónicos tales como hipotiroidismo, enfermedad obstructiva del hígado, enfermedad pancreática, diabetes mellitus y enfermedad renal. En muchas personas, un elevado nivel de colesterol sanguíneo constituye un alto riesgo de desarrollo de una enfermedad cardiovascular. Los niveles sanguíneos de colesterol total y varias fracciones de colesterol, en especial el colesterol de baja densidad (c-LDL) y el c-HDL son útiles en la evaluación y el seguimiento del tratamiento de pacientes con enfermedades cardiovasculares y otras relacionadas (Voet, 2009).

Lipoproteínas plasmáticas
Las lipoproteínas son partículas complejas, macromoléculas que estructuralmente están formadas por una parte lipídica y una proteica, cuya función es empaquetar los lípidos insolubles en el plasma proveniente de los alimentos (exógeno) y los sintetizados por nuestro organismo (endógenos), que son

transportados desde el intestino y el hígado a los tejidos periféricos y viceversa; devolviendo el colesterol al hígado para su eliminación del organismo en forma de ácidos biliares.

Las lipoproteínas son esféricas, hidrosolubles, formadas por un núcleo de lípidos no polares (colesterol esterificado y triacilgliceroles) cubiertos con una capa polar formada por apoproteínas, fosfolípidos y colesterol libre. Su función principal es transportar lípidos por la sangre, además de estabilizar las moléculas de lípidos como triacilgliceroles, fosfolípidos, colesterol, en un entorno acuoso como es la sangre (Figura 4).

Se distinguen cinco clases según su tamaño, composición química, características fisicoquímicas, flotación, movilidad electroforética y principalmente por su densidad y son: quilomicrones (QLM), lipoproteínas de muy baja densidad (VLDL), lipoproteínas de densidad intermedia (IDL), lipoproteínas de baja densidad (LDL) y lipoproteínas de alta densidad (HDL).

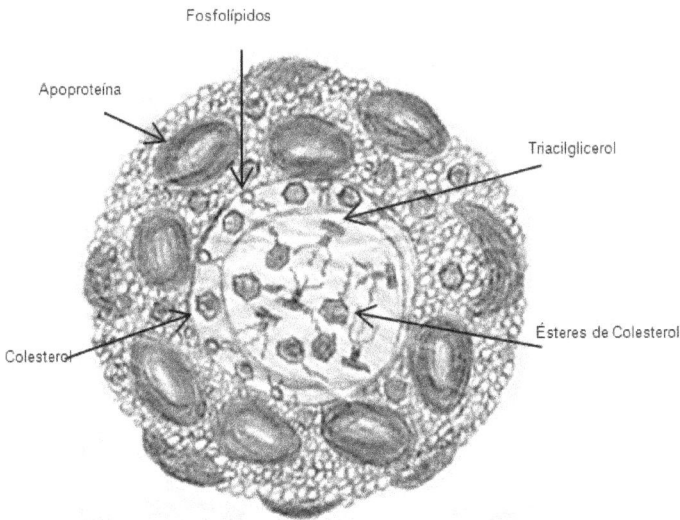

Figura 4. Lipoproteína. (Maria Antonia González Zavala)

Quilomicrones (QLM)

Transportan lípidos de origen alimentario que resultan de la absorción intestinal (duodeno y yeyuno) de los lípidos ingeridos en la dieta. Son ensamblados en la mucosa intestinal, caracterizados por poseer la más baja densidad, inferior a 0,94 kg/L y el mayor diámetro, entre 75 y 1,200 nm. Son grandes partículas esféricas que recogen desde el intestino delgado los triacilgliceroles, los fosfolípidos y el colesterol ingeridos en la dieta llevándolos hacia los tejidos a través del sistema linfático. Su principal proteína es la Apo B–48 (Cuadro 2).

Cuadro 2.
Características de los QLM

Características	Contenido
Triglicéridos exógenos	85 – 95%
Colesterol libre	1%
Fosfolípidos	7%
Proteínas (**Apo B-48**, Apo A-I, Apo A-IV, Apo CI, Apo CII, Apo CIII y Apo E)	1 – 2%
Posen la más baja densidad	Inferior a 0,95 kg/L
Tienen el mayor diámetro	75 y 1,200 nm
Son muy ligeros	Flotan sin centrifugar
Concentraciones aumentadas de QLM refractan la luz	Altera la claridad del plasma o suero. Suero o plasma lechoso
Movilidad electroforética.	Inmóvil.

Lipoproteínas de muy alta densidad (VLDL)

Son complejos macromoleculares sintetizados por el hígado y a nivel de tejidos extrahepáticos (tejido adiposo, mama, cerebro y glándulas suprarrenales) a partir de remanentes de QLM, transportan triacilgliceroles de origen endógeno, ésteres de colesterol y fosfolípidos principalmente. Su principal proteína es la Apo B–100. (Cuadro 3).

Cuadro 3.
Características de las VLDL

Características	Contenido
Triglicéridos endógenos (origen hepático).	60 – 70%
Colesterol y fosfolípidos.	40%
Proteínas (**Apo B-100**, Apo C y algo de Apo E).	10%
Densidad.	Entre 0,95 y 1,006 kg/L
Pequeño diámetro.	30 y 70 nm
Concentraciones aumentadas de LDL no refractan la luz.	No altera la claridad del plasma o suero.
Movilidad electroforética.	pre-beta

Lipoproteínas de densidad intermedia (IDL)
Las IDL se generan en el plasma al hidrolizar los triacilgliceroles de las VLDL por acción de la lipoproteinlipasa (LPL), activada por la Apo CII. Esto da lugar a que el catabolismo de las VLDL produzca IDL. Posteriormente, la LPL actúa sobre las IDL donando triacilgliceroles, degradándose a LDL (Cuadro 4).

Cuadro 4.
Características de las IDL

Características	Contenido
Triacilgliceroles endógenos (origen hepático)	60 – 70%
Colesterol y fosfolípidos	40%

Proteínas (**Apo B-100**, Apo CIII y algo de Apo E)	10%
Densidad	Entre 1,006 – 1,019 kg/L
Pequeño diámetro	30 y 70 nm
Movilidad electroforética	Pre-beta

Lipoproteínas de baja densidad (LDL)

Las células del organismo requieren colesterol para su adecuado funcionamiento, lo obtienen por aporte extracelular o por síntesis intracelular. El aporte extracelular es proporcionado por las LDL, lipoproteínas que transportan colesterol a todo el organismo, para ser utilizado por distintas células.

Se había mencionado que las LDL tienen su origen en las VLDL, al ser degradadas en la circulación pierden los triacilgliceroles, y se hacen más pequeñas y más densas, conteniendo altas proporciones de colesterol, dando lugar a las LDL.

La LDL formada se encarga de llevar el colesterol a los tejidos periféricos donde es requerida. Las células hepáticas y de todos los tejidos tienen receptores para la Apo B-100 y de esta forma retiran de la circulación por endocitosis a las LDL. El hígado (75%), las glándulas suprarrenales y el tejido adiposo son los que aclaran más LDL de la circulación. De esta manera forman los endosomas fusionados con los lisosomas y degradan las LDL liberándose colesterol esterificado, el cual es hidrolizado a colesterol libre. De esta forma, el colesterol puede ser utilizado por la célula para la síntesis de membranas celulares (Cuadro 5).

Cuadro 5.
Características de las LDL

Características	Contenido
Colesterol	65%
Proteínas (Apo B-100, 90 % e indícios de Apo C).	Hasta 22 %.
Son de la masa total de las lipoproteínas plasmáticas.	Aproximadamente el 50%.
Síntesis.	Hígado e intestino.
Concentraciones aumentadas de LDL no refractan la luz.	No altera la claridad del plasma o suero.
Movilidad electroforética.	Beta.

El colesterol libre tiene principalmente tres funciones:

1. Inhibe a la enzima 3-hidroxi-3-metil-Glutaril-CoA Reductasa, que es la enzima clave en la síntesis del colesterol.
2. Activa a la enzima Lecitín-colesterol-acil-transferasa (LACT) que en el caso de exceso de colesterol libre lo reesterifica para su almacenamiento intracelular en forma de ésteres de colesterol.
3. Inhibe la síntesis de más receptores para la LDL, frenando así la toma de más LDL.

Estas acciones reguladoras previenen la sobrecarga de colesterol en las células.

Lipoproteínas de alta densidad (HDL)
La HDL se sintetiza en el hígado y en las paredes del intestino delgado, formada fundamentalmente por proteínas, fosfolípidos y colesterol esterificado (Cuadro 6).

Cuadro 6.
Características de las HDL

Características	Contenido
Colesterol (esterificado en su mayoría).	20%.
Fosfolípidos.	30 %
Triacilgliceroles.	Indicios.
Proteínas (Apo A-I, Apo A-II, Apo C-I, Apo C-II y Apo E).	50 %.
Síntesis.	Hígado e intestino.
Tipos.	HDL_2 y HDL_3.
Movilidad electroforética.	Alfa.

Las HDL discoidales son pobres en colesterol o ésteres de colesterol, sus funciones son: almacén circulante de Apo C-I, Apo C-II y Apo E y el transporte reverso del colesterol. Al ser liberada al plasma, proporcionan apoproteínas a otras lipoproteínas y captan colesterol libre almacenado en los tejidos. Este colesterol es esterificado por la LACT y enviado al núcleo de la HDL, a medida que las HDL se van enriqueciendo de esteres de colesterol pasan a ser esféricas como HDL_2, HDL_3 y HDL_1, no se conoce a la perfección este mecanismo. Las HDL ricas en colesterol retornan al hígado donde son retiradas por endocitosis, con lo cual se efectúa el transporte reverso de colesterol de los tejidos hacia el hígado por receptores mediados por Apo A-I. Las HDL desempeñan un papel importante para transportar el colesterol que contiene en exceso los tejidos.

En resumen, las funciones de las HDL son:

1. Proporcionar apoproteínas a otras lipoproteínas como los QLM y las VLDL.

2. Aceptar colesterol libre y almacenado de los tejidos periféricos y de las lipoproteínas, y esterificarlo mediante la enzima LACT.
3. Transferir el colesterol esterificado a las VLDL e IDL para formar LDL, o transportarlo al hígado, transporte reverso del colesterol.

Los hombres suelen tener un nivel notablemente inferior de HDL que las mujeres, por lo que tienen un riesgo superior de enfermedades del corazón. Las concentraciones elevadas de HDL (superiores a 60 mg/dL) tienen un carácter protector contra las enfermedades cardiovasculares. En contraposición las bajas concentraciones de HDL (inferiores a 35 mg/dL) conjeturan un aumento del riesgo de estas enfermedades (Bishop, 2006; Havey, 2006).

Lipoproteína Lp(a)
Es una lipoproteína esférica, rica en ésteres de colesterol y fosfolípidos, que se asemeja en su composición a la LDL. También contiene una glicoproteína específica, la apolipoproteína A, que está unida a la Apo B-100 por un puente disulfuro. Sus funciones siguen siendo desconocidas. Sin embargo, se le ha relacionado con el reclutamiento de células inflamatorias a través de la interacción con Mac-1 integrina, angiogénesis y la cicatrización de heridas. Otra de las funciones que posiblemente desempeña la Lp(a) es de actuar como vehículo para el colesterol durante las lesiones vasculares, podría contribuir a la distribución de colesterol a nivel del endotelio dañado (Cuadro 7).

Su aumento está asociado a mayor riesgo a la arteriosclerosis y enfermedades coronarias. Además, su exceso podría inducir una disminución de la actividad fibrinolítica y, por lo tanto, favorecer la trombosis (propiedades protrombóticas). Algunos de los mecanismos de la acción de la Lp(a) es la inhibición de la fibrinólisis, defecto de la activación del TGF beta (factor de crecimiento transformante β_1) por ausencia de plasmina llevando a la migración y proliferación de las células musculares lisas de la pared arterial, estimulación de la producción del inhibidor del activador del plasminógeno (PAI-I) el cual aumenta y disminuye el t-PA (activador tisular del plasminógeno), formación de células espumosas por oxidación del núcleo lipídico captado por los receptores scavenger de macrófagos. La Lp(a) intacta se encuentra dentro de las células espumosas de las lesiones ateromatosas de la pared arterial.

Si bien, actualmente se admite que la concentración plasmática de Lp(a) es relativamente estable durante toda la vida, y que solo ciertos estados patológicos como las enfermedades renales crónicas o síndromes inflamatorios pueden alterar los niveles plasmáticos de Lp(a), algunas evidencias sugieren que la concentración de Lp(a) puede variar de forma menor en sujetos sanos.

Los niveles elevados de Lp(a) se consideran un excelente indicador para la prevención primaria de enfermedades cardiovasculares (Rubies, 1984).

Cuadro 7.
Características de las Lp(a)

Características	Contenido
Lípidos (similares a LDL).	65%.
Hidratos de carbono.	8%.
Proteínas. Apo B-100	27%.
Partícula de LDL con una Apo A extra	
Síntesis.	Hígado.
No afectada por.	La dieta o estilo de vida

Su aumento indica mayor riesgo a la arteriosclerosis y enfermedades coronarias.

Hereditaria.

Movilidad electroforética.   Pre-Beta.

Lipoproteína Lp (x)

Es una lipoproteína anormal que se encuentra en situaciones de colestasis primaria o secundaria. Parece derivarse del catabolismo defectuoso de la VLDL. Se genera en los canalículos biliares. Su mecanismo de producción se ha relacionado con el reflujo de colesterol biliar y de fosfolípidos o bien por la alteración de la enzima LCAT. Se degrada en el sistema retículo endotelial compitiendo con el catabolismo de los remanentes de QLM y aumentando el riesgo de ateroesclerosis (Cuadro 8).

La presencia de Lp(x) se ha utilizado como medio sensible de diagnóstico de la colestasis. La determinación conjunta de la Lp(x) y la LCAT podría resolver el problema, ya que esta última debe de reducirse con parénquima dañado y ser normal en caso de colestasis (Cuadro 8) (Rubies, 1984).

Cuadro 8.
Características de las Lp(x)

Características	Contenido
Colesterol libre y algo de esterificado.	25%.
Proteínas (Apo C, Apo B y albúmina)	10%.
Fosfolípidos	65 – 90%
Síntesis.	Parece ser del catabolismo defectuoso de la VLDL

Apolipoproteínas

Las apolipoproteínas (Apo) son componentes estructurales de las lipoproteínas plasmáticas que juegan un papel importante en la regulación del metabolismo de los lípidos. Todas las apolipoproteínas difieren en su contenido de aminoácidos y su peso molecular; la concentración plasmática en individuos normales se encuentra en el rango de 0.03 – 0.15 g/L. Las apolipoproteínas poseen una conformación molecular típica conocida como "alfa hélice anfipática", en la que su porción hidrofóbica integra un alto contenido de aminoácidos no polares y su porción hidrofílica integra los residuos polares de los aminoácidos que son abundantes. Cada estructura es esencial para la integridad de la lipoproteína, para que sea capaz de interaccionar con los lípidos de la porción hidrofóbica de la molécula de lipoproteínas e interaccionar simultáneamente con el ambiente acuoso.

Apolipoproteína A-I (Apo A-I)
Su síntesis es de origen intestinal y hepático, es la más abundante en el plasma. Está presente casi en forma total en HDL y constituye cerca del 90% y 60 – 70% de la fracción proteica en las subfracciones HDL_2 y HDL_3 respectivamente. Los niveles plasmáticos de Apo A-I son generalmente mayores en mujeres y correlacionan positivamente con la concentración de HDL-Colesterol. Esta correlación no es válida en sujetos con hipertrigliceridemia, en donde la fracción HDL está enriquecida con triglicéridos y casi ausente el colesterol. Como el componente proteico de mayor concentración de HDL, participa activamente en el "transporte reverso de colesterol", actúa como activador de la enzima LCAT, necesaria para la esterificación del colesterol libre en el plasma y como liga para el complejo receptor-HDL, localizado en el hepatocito y sobre diversas células periféricas. La unión de la Apo I, Apo A-II y Apo C-I eliminan el colesterol libre de los tejidos extrahepáticos, la concentración en el plasma es de 100 – 200 mg/dL.

Apolipoproteína A-II (Apo A-II)
La Apo A-II es el segundo componente proteico de mayor concentración en la HDL, aunque está ausente en la subfracción

HDL_2, este mismo constituye la tercera parte como componente proteico de HDL_3. La Apo A-II se encuentra en menor concentración en plasma respecto de Apo A-I, y los niveles plasmáticos no correlacionan con los niveles HDL-colesterol. Desde un punto de vista estructural, la Apo A-II es diferente al resto de las proteínas transportadoras de lípidos porque es la única apolipoproteína plasmática presente en forma de dímero. La función específica de la Apo-II no está claramente especificada, pero recientes estudios indican que interviene en la regulación de la actividad de la lipasa hepática e inhibe a la LCAT. Su concentración plasmática es de 20 – 50 mg/dL

Apolipoproteína B (Apo B)
Es una proteína de gran peso molecular, presente en los QLM, VLDL y LDL. Las concentraciones plasmáticas de Apo B se hallan en los rangos de 0.8 – 1.0 g/L en individuos normolipémicos. Se conocen dos formas de Apo B: una estructura con una simple cadena polipeptídica de 4,536 aminoácidos, Apo B-100 y una cadena polipeptídica más pequeña de 2,152 aminoácidos, Apo B-48 (similar en un 48% a la Apo B-100).

Apolipoproteína B-48 (Apo B-48)
Se sintetiza en la pared intestinal y es una molécula esencial y es el componente proteico principal de los de QLM. Al eliminarse los QLM también se depura la Apo B-48 y no se detectan en cantidades apreciables en el plasma en ayuno (<5 mg/dL), excepto en pacientes que tienen defectos en la depuración de remanentes de QLM.

Apolipoproteína B-100 (Apo B-100)
Se sintetiza en el hígado y es la forma plasmática más común. Es el principal componente proteico de la LDL en un 95%, se encuentra aproximadamente en un 40% en las VLDL e IDL. La Apo B-100 es el ligando que une la LDL con su receptor, e

interviene en el transporte de colesterol y triacilgliceroles. Su aumento ocasiona un incremento de LDL y por consiguiente enfermedad arterial coronaria. Su concentración plasmática es de 70 – 125 mg/dL. Existe solo una molécula de Apo B por cada partícula de VLDL y LDL. Por lo que al medir la Apo B, se proporciona una estimación total de los niveles de lipoproteínas VLDL y LDL.

Las lipoproteínas que cuentan con Apo B (VLDL y LDL) se depositan en las lesiones ateroescleróticas. Se ha llegado a plantear si la medición Apo B-100 y Apo A-I, podrían evaluar de una forma más exacta el riesgo cardiovascular que la determinación de las lipoproteínas. Habitualmente, los individuos con cifras de colesterol sérico alto o con valores elevados de LDL tienen igualmente cifras elevadas de Apo B, suelen vincularse con un riesgo mayor de enfermedad coronaria precoz. Aunque, podemos encontrar pacientes con valores elevados de Apo B y enfermedad coronaria que presenta niveles de LDL normales, como sucede en la hiperapobetalipoproteinemia o en pacientes con elevaciones de las cifras de Apo B que coexisten con valores normales de colesterol total y de LDL, como en la dislipidemia familiar combinada. Por todo ello, se cree que la Apo B puede ser útil para identificar sujetos con niveles límites de colesterol en riesgo de enfermedad coronaria precoz.

Apolipoproteína C (Apo C)
Es una familia de proteínas de bajo peso molecular incluyendo la Apo C-I, Apo C-II y Apo C-III. Las tres apolipoproteínas difieren en su peso molecular, composición de aminoácidos y su función. Las apolipoproteínas C son sintetizadas en mayor proporción en el hígado y en menor proporción en intestino; están presentes en lipoproteínas que integran en su mayor parte triacilgliceroles, tal es el caso de los QLM, VLDL, HDL. La Apo C en plasma tiene un papel importante, manteniendo el equilibrio dinámico entre HDL, quilomicrones y VLDL (Cuadro 9).

Cuadro 9.
Características de la familia de las Apo C

	Constituida (aminoácidos)	Síntesis	Componente	Función
Apo C-I	57	Hígado	En pequeña cantidad en Quilomicrón, VLDL y HDL	Actúa (cofactor) como activador de la LCAT.
Apo C-II	79	Hígado	VLDL: 5 – 10% HDL: < 2%	Actúa (cofactor) como activador de la enzima LPL.
Apo C-III	79	Hígado	VLDL: 25 – 30% HDL: 2%	Actúa inhibiendo a la enzima LPL

Apolipoproteína E (Apo E)

Es un polipéptido de 299 aminoácidos (rico en arginina), sinterizado en el hígado, intestino y macrófagos. Es esencial para el catabolismo de lipoproteínas ricas en triglicéridos y colesterol como remanentes de QLM, VLDL, IDL y una subclase de las HDL (HDL_1). La Apo E es el principal ligando del receptor de LDL y también se une a otros receptores relacionados. El hecho que la Apo E interaccione con los receptores de LDL favorece a que las HDL con Apo E puedan descargar su colesterol en el hígado directamente. La concentración plasmática en sujetos normales es de 3 – 15 mg/dL, y se llega a incrementar 2 a 3 veces por hiperlipoproteinemia y en un padecimiento conocido como enfermedad beta-ancha, caracterizada por la presencia de una banda gruesa de lipoproteínas que emigra a la región pre-beta en un corrimiento electroforético. La Apo E se encuentra en los humanos en tres isoformas reconocidas por análisis isoeléctrico, llamadas E_2, E_3 y E_4. Las tres isoformas difieren una de otra por la sustitución de un simple aminoácido (arginina por cistina) en dos posiciones específicas de la secuencia de Apo E (Tejón, 2006; Bachorick, 2005).

Enzimas que intervienen en el metabolismo de las lipoproteínas

Lipoproteín lipasa (LPL)

Dicha enzima se encuentra adherida a las paredes de los capilares sanguíneos, y es sintetizada por el tejido graso y el músculo, y utiliza a los fosfolípidos de las lipoproteínas y a la Apo C-II como cofactor.

La LPL deslipída a los QLM y VLDL al hidrolizar los triacilgliceroles en diacilgliceroles, monogliceroles, hasta llegar a liberarse ácidos grasos y glicerol. Una vez liberados los ácidos grasos, una pequeña proporción circula libremente en plasma unida a albúmina y la mayor proporción es transportada a los tejidos. Los ácidos grasos liberados son tomados principalmente por el corazón, músculo esquelético y adipocitos. En el corazón esto ocurre especialmente a nivel de las células intersticiales. La hidrólisis de los triacilgliceroles están regulados por dos lipasas: la lipoproteín lipasa (LPL) y la lipasa sensible a las hormonas. La LPL de la superficie de los capilares hidroliza triacilgliceroles de los QLM y de las VLDL circulantes produciendo ácidos grasos y glicerol que, por lo general, son incorporados o almacenados en las células adiposas. La lipasa sensible a hormonas del interior del tejido adiposo cataliza el desdoblamiento de los triacilgliceroles almacenados en glicerol y ácidos grasos libres que pueden pasar posteriormente a la circulación. La actividad de la LPL aumenta por la alimentación y disminuye en el ayuno y el estrés. Además, en el tejido adiposo, la insulina incrementa la síntesis de LPL y su translocación a la superficie luminal del endotelio capilar. La lipasa sensible a hormonas responde a numerosas señales. Se puede decir que la enzima se activa cuando el organismo necesita combustibles energéticos y se inactiva cuando le consta que tiene combustibles suficientes; es decir, la lipasa sensible a hormonas aumenta en el ayuno y en el estés, y disminuye por la alimentación.

La deficiencia de LPL provoca hiperquilomicronemia dando lugar a la hiperlipoproteinemia.

Lipasa hepática

La lipasa hepática endotelial (HL) se sintetiza en hígado y actúa fisiológicamente anclada a los endotelios de los vasos que irrigan este órgano. Presenta actividad de lipasa y fosfolipasa A1. Sus efectos sobre el metabolismo de las lipoproteínas son variados: actúa sobre las lipoproteínas remanentes facilitando su captación por las células hepáticas y también sobre las IDL en su conversión a LDL; en cuanto a las HDL, modula la transformación de las HDL_2 en HDL_3 y la transferencia de ésteres de colesterol a las células hepáticas. En concordancia con ello, la deficiencia de HL produce un cúmulo de lipoproteínas remanentes y HDL ricas en Apo E y triglicéridos, síndrome similar a la disbetalipoproteinemia. También se ha detectado HL en el ovario y en las cápsulas suprarrenales, donde parece facilitar la utilización del colesterol de las HDL por esas glándulas. No se conoce que requiera ningún cofactor a diferencia de la LPL, aunque su acción es más eficaz sobre las lipoproteínas que contienen Apo E.

Lecitín-colesterol-acetil transferasa (LCAT)

La LCAT es una enzima de origen hepático que actúa en el plasma esterificando el colesterol de las lipoproteínas con un ácido graso procedente de la fosfatidilcolina (lecitina), concretamente el de posición 2', dando lugar a la lisofosfatidilcolina (lisolecitina) que es captada por la albúmina, mientras que el colesterol así esterificado queda en la partícula de HDL discoidal. Esta acción se realiza fundamentalmente sobre las HDL y, precisamente, la Apo A-I es activadora de esa enzima. Además, la LCAT también puede actuar sobre las LDL. La enzima está unida a la HDL y LDL en el plasma sanguíneo.

Es ilustrativa la existencia de dos síndromes asociados a la alteración de la LCAT: la propiamente dicha *deficiencia de LCAT* y la *enfermedad del ojo de pescado*. La primera se debe a mutaciones que afectan la actividad catalítica de la enzima (desparecen ambos tipos de actividad) y se manifiesta por un incremento del contenido de colesterol libre en todas las lipoproteínas, disminuyendo la proporción de colesterol esterificado; las HDL, tal como las conocemos en la situación normal, desaparecen y se acumulan partículas discoidales ricas en fosfolípidos, colesterol libre y Apo A-I. En la *enfermedad del ojo de pescado* la LCAT presenta una alteración estructural que le impide actuar sobre las HDL pero que no sobre las LDL, se acumula colesterol en múltiples tejidos como la córnea, por ello se le denominó *enfermedad del ojo de pescado* (Fornaguera, 2011; Kelley, 1992).

Receptores de Lipoproteínas
Son receptores extracelulares involucrados en el metabolismo de las lipoproteínas. Identifican de forma específica la porción proteica de las lipoproteínas y desencadenan los mecanismos que en cada caso permiten la incorporación de los lípidos a la célula. Uno de los receptores más importantes es E/B-100, se hallan en las membranas de los hepatocitos y en la mayoría de los tejidos periféricos, reconocen las Apo B-100 y Apo E; la unión con el receptor causa endocitosis, incorporando el complejo recién formado al interior de la célula. Ya en el citoplasma se produce la fusión de la vesícula neoformada con el lisosoma para la degradación de su contenido. Las apoproteínas son degradadas a aminoácidos, mientras que el colesterol es hidrolizado por la lipasa lisosomal, siendo posteriormente utilizado para la síntesis de membranas celulares (McKee, 2005)

Metabolismo de las lipoproteínas
Las lipoproteínas son secretadas en una forma, para posteriormente ser prontamente transformadas en otras de una subclase

diferente. Este proceso dinámico se produce a medida que las lipoproteínas interactúan con enzimas circulantes lecitín-colesterol-aciltransferasa (LCAT), con enzimas unidas al endotelio como lipoproteín-lipasa (LPL) y con otras lipoproteínas.

El metabolismo de las lipoproteínas se lleva a cabo esencialmente por dos vías:

1. La vía exógena, se lleva a cabo a partir de los lípidos proporcionados por los alimentos ingeridos a través del tracto gastrointestinal. Esta vía comprende la absorción intestinal de colesterol y ácidos libres derivados de los triacilgliceroles provenientes de los alimentos y su transporte al hígado.
2. La vía endógena, implica la síntesis hepática de VLDL. Esta vía determina la síntesis por parte del hígado de diversas lipoproteínas que transportan colesterol y triacilgliceroles a los tejidos extrahepáticos.

Vía exógena

La formación de QLM constituye la vía exógena de transporte de lípidos hasta el hígado. Después de la ingesta de grasas (fundamentalmente triacilgliceroles) en los alimentos, llegan al duodeno, donde se mezclan con la bilis, la cual emulsiona a los lípidos dietéticos, formando micelas, las cuales en su interior ubican a los triacilgliceroles (TG) y ésteres de colesterol (lípidos no polares). La lipasa pancreática (LPS) actúa sobre las micelas formando ácidos grasos libres (AGL) y 2-monogliceroles (MG). Estos entran por difusión pasiva a los enterocitos, donde se reesterifican a TG y éstos son ensamblados en los enterocitos del yeyuno con una cubierta polar formada por fosfolípidos, colesterol no esterificado y proteínas sintetizadas por los propios enterocitos, Apo B-48, Apo A-I y Apo A-II básicamente, resultando en la formación de los QLM inmaduros. Una vez formados los QLM inmaduros circulan a través del sistema linfático del intestino y del conducto torácico para llegar a la sangre de la vena cava. La tasa de secreción intestinal de QLM en el plasma expresa la absorción intestinal de grasas. En la sangre los QLM reciben Apo E y Apo C-II procedentes de las HDL y devuelven a éstas Apo A, con lo que completan su maduración y se forman los QLM maduros. Los QLM a su llegada a los tejidos periféricos, principalmente en los capilares del tejido adiposo y músculo, pierden su contenido de TG, al ser degradados por la enzima LPL (que se encuentra en las células endoteliales de los vasos), hidrolizando sus TG liberando ácidos grasos libres y glicerol, facilitando así el paso de los ácidos grasos a estos tejidos para su utilización como fuente de energía o almacenamiento, respectivamente. La enzima LPL es activada por la Apo C-II del QLM, por lo que sólo actúa sobre los QLM maduros presentes en la circulación sanguínea. Después de su paso por los tejidos, los QLM remanentes devuelven la Apo C-II a las HDL, quedando este QLM remante rico en colesterol, Apo B-48, Apo E y pobre en TG. Los QLM remanentes tienen un vida media muy corta, ya que son eliminados de la circulación al ser captados por los hepatocitos vía receptores de Apo E, son endocitados y catabolizados en los lisosomas, gracias a lo cual, la mayor parte del colesterol ingerido en los alimentos llega al hígado, incorporándose a la vía metabólica del hepatocito, incluyendo su excreción por la bilis (Figura 5).

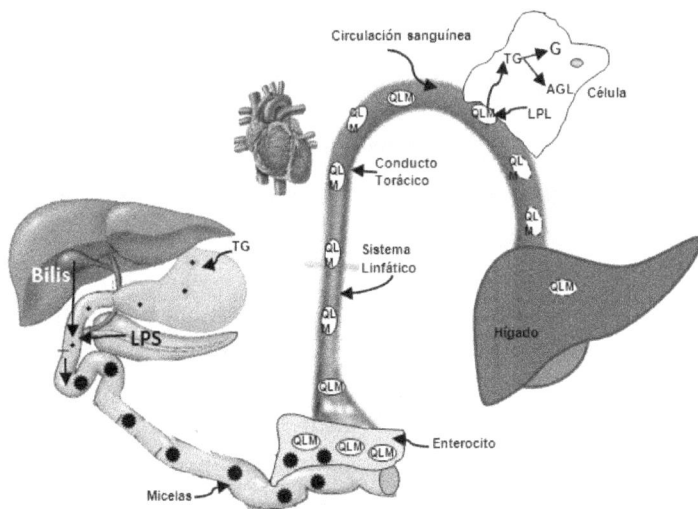

Figura 5. Vía Exógena.
(Francisco Javier García Cepeda, Maria Antonia
González Zavala)

Vía endógena

El colesterol es sintetizado principalmente en el hígado, aunque, puede ser sintetizado en todas las células de
la economía. Esto es de suma importancia ya que cuando el colesterol dietético que ingresa al hepatocito a través
de los QLM remanentes es escaso. El hígado ensambla el
colesterol y los TG (sintetizados en él) con las proteínas
transportadoras, Apo B-100, Apo E, Apo C y fosfolípidos
para formar las VLDL inmaduras. La síntesis de las VLDL
por parte del hepatocito es un proceso continuo y probablemente dependiente del tamaño del reservorio intracelular de lípidos. Las VLDL inmaduras son secretadas por
el hígado a la circulación, donde la HDL les aporta Apo
C, produciéndose las VLDL maduras. Cuando las VLDL

llegan a las células, la LPL actúa sobre ellas degradando sus TG a AGL de una forma semejante a la degradación de los QLM, formándose la VLDL remanente o IDL. Las IDL siguen teniendo TG en cantidades reducidas, conservando la mayoría de la ApoE. La vida media de la IDL es corta, transformándose rápidamente en LDL por degradación de sus TG remanentes y su Apo E presente en la partícula. Las LDL son muy ricas en colesterol esterificado y Apo B-100. Casi la mitad de las VLDL son convertidas por completo en algún momento a LDL, y el resto son captadas como remanentes de VLDL por receptores de remanentes hepáticos. Las LDL al llegar a las células, debido a su contenido de Apo B-100 y Apo E son reconocidas por los receptores específicos de LDL y retiradas de la circulación por endocitosis formando endosomas, éstos se fusionan con los lisosomas y degradan a las LDL liberándose del colesterol esterificado, el cual es hidrolizado a colesterol libre, de esta manera el colesterol puede ser utilizado por la célula o en el caso de exceso se vuelve a esterificar por acción de la enzima LCAT para su almacenamiento intracelular, mediante este proceso las LDL son catabolizadas en un 80%. El 20% restante es catabolizado por la vía receptor de los macrófagos o de las LDL modificadas, la cual representa la vía aterógena, ya que la captación de las LDL modificadas no es autolimitante y el macrófago puede cargarse paulatinamente de colesterol y dar lugar a la formación de células espumosas (Figura 6).

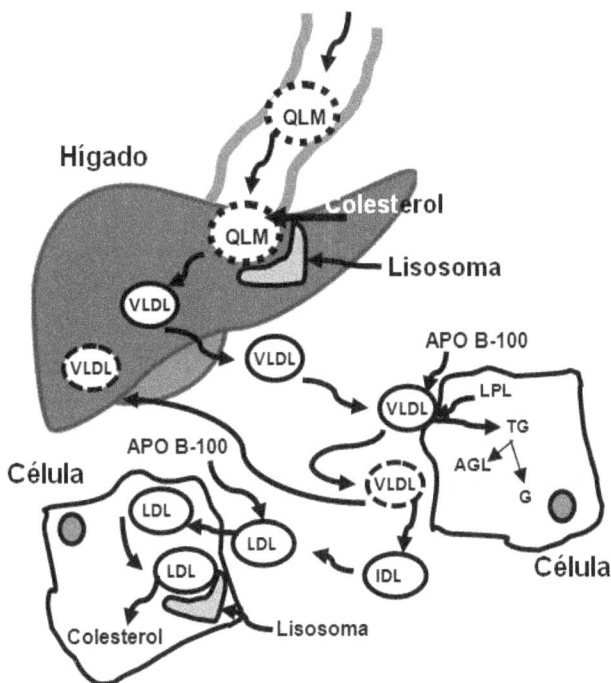

Figura 6. Vía Endógena.
(Francisco Javier García Cepeda, María Antonia González Zavala)

Transporte reverso del colesterol

La eliminación del colesterol es un aspecto trascendental del metabolismo lipoproteíco. Este proceso es particularmente hepático e intervienen de forma indiscutible las HDL. El proceso radica en transportar el colesterol desde los tejidos hacia el hígado, es decir el *transporte reverso del colesterol.*

Las HDL se sintetizan en el hígado y en el intestino como una partícula discoidal rica en proteínas, fosfolípidos y colesterol no esterificado. Sus principales apolipoproteínas son Apo A-I y A-II (aproximadamente el 90%); el resto corresponde a Apo C y Apo E. Las HDL sirven como almacén de estas últimas apoproteínas y las transfieren a los QLM y VLDL (inmaduros). Las HDL integran fácilmente colesterol no esterificado, el cual por la acción de la LCAT se transforman en ésteres de colesterol, trasladándolos hacia el centro de la HDL y van cambiando su forma discoidal a esférica, así mismo, disminuyen gradualmente su densidad, adquiriendo las formas HDL_3, HDL_2 y HDL_1. Durante todo el proceso la HDL va captando colesterol de las membranas y del interior de determinadas células, e intercambia lípidos y apoproteínas con otras lipoproteínas. Las HDL ricas en colesterol retornan al hígado donde son retiradas por endocitosis, con lo cual se efectúa el transporte reverso de colesterol de los tejidos hacia el hígado por receptores mediados por Apo A-I (Figura 7).

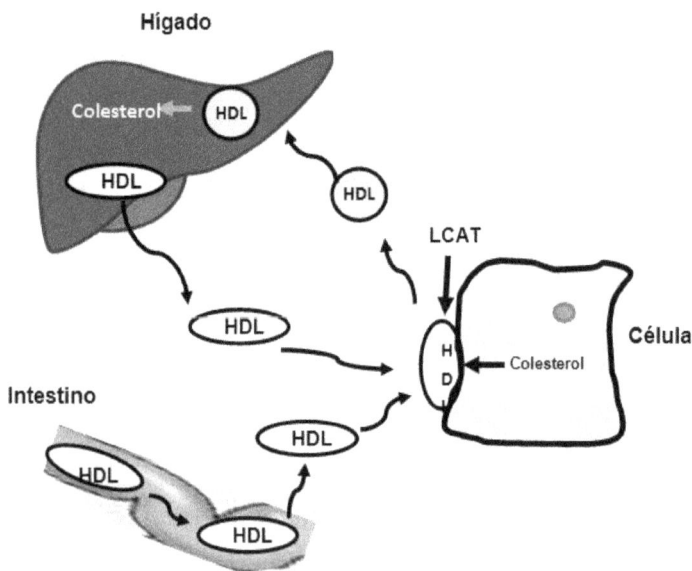

Figura 7. Transporte reverso del colesterol.
(Francisco Javier García Cepeda, María Antonia González Zavala)

La HDL elimina el exceso de colesterol por dos vías diferentes: vía de eliminación por el transportador ABCA1 y vía de difusión acuosa.

Vía de eliminación por el transportador ABCA1

ABCA1 es un miembro de la familia de transportadores de casete de enlace de ATP que bombea varios ligandos por la membrana plasmática. Es decir, este transportador utiliza ATP para generar la energía necesaria para transportar metabolitos a través de la membrana. La Apo A-1 estabiliza a la proteína ABCA1 en la membrana plasmática, activando el desplazamiento de fosfolípidos hacia la capa externa de la membrana. Esto causa una diferencia de densidad de los fosfolípidos en las capas membranales, lo cual crea espacios entre los grupos polares de los fosfolípidos permitiendo la interacción de las α-hélices de las apolipoproteínas con los dominios lipídicos, permitiendo que después la Apo A-1 se disocie de la HDL y se enlace con la membrana celular para eliminar el exceso de colesterol, formándose una partícula de HDL discoidal (Koolman, 2004; Kelly, 1992).

Vía de difusión acuosa

Aunque el colesterol es un lípido relativamente insoluble en agua, en cantidades micromolares es soluble en el plasma y se puede disociar en forma espontánea desde la superficie de las membranas celulares y entrar en el líquido extracelular. Parte de este colesterol libre es enlazado por la HDL, donde, por la acción de la LCAT es convertido en éster de colesterol y entregado en forma directa al hígado por el receptor SR-BI (Guyton, 2006; Bishop, 2006).

Ateroesclerosis

La ateroesclerosis se caracteriza por la presencia de ateromas. La ateroesclerosis es la causa subyacente de la mayoría de las enfermedades cardiovasculares, enfermedad cerebrovascular ateroesclerótica y de la enfermedad arterial periférica oclusiva. Además, causa una proporción de las hipertensiones renovasculares, cuando afecta las arterias renales. En desarrollo de la ateroesclerosis se correlaciona con firmeza con la concentración plasmática de colesterol, en donde las LDL juegan un papel central (Fornaguera, 2011; Benyon, 2006; Gaw, 2001).

Formación del ateroma
Su formación inicia a partir de un aumento de LDL en la sangre, que se adhieren a la pared de las arterias, junto con las plaquetas sanguíneas penetran a través del endotelio vascular arterial lesionado. En respuesta, los monocitos llegan al sitio de la lesión, e interiorizan estas LDL y entran a la íntima vascular de los vasos sanguíneos. Una vez atrapadas en la íntima, las LDL se oxidan, y son fagocitadas por los monocitos que se transforman en macrófagos, originando inflamación. Se sabe que los macrófagos en la pared arterial secretan superóxido (presumiblemente como parte de su función fagocítica), el cual puede atacar a la Apo B de las LDL y degradarlas mediante oxidación. Como la Apo B-100 se degrada, la partícula de LDL comienza a perder su integridad, quedando así lista para ser fagocitada por los macrófagos. Si no hay muchas LDL, los macrófagos captan todas las que se han oxidado y modera la reacción inflamatoria; pero, si son muchas las LDL oxidadas que se han congregado en la zona, los macrófagos las captan, y se transforman en células espumosas, éstas reunidas en la pared del vaso sanguíneo forman una veta de grasa, que se conoce como estría de grasa, siendo el inicio de la formación de la placa de ateroma. Las células espumosas acaban por estallar, formando una masa de macrófagos muertos, colesterol, ácidos grasos, triacilgliceroles y restos de lipoproteínas de color amarillento (depósitos en estado líquido o gelatinoso), células musculares lisas que han migrado desde la capa media, trans-

formándose en células fibrosas, que unidas a la inflamación local de la íntima, reducen mucho la luz de la arteria (estenosis). Esto, sumado a la aparición de colágeno en el punto de la lesión, que atrapa la masa formada, es lo que acaba formando la placa. En las placas maduras (ateroma) existe un núcleo lipídico con un volumen bien definido, que se encuentra separado del lumen del vaso por la capa fibrosa. Una placa con mayor antigüedad, la constituye el fibroateroma, con una capa gruesa con abundante tejido fibroso. Por último, hay capas complicadas por trombosis, en ellas ha habido una rotura de la capa fibrosa, habiéndose producido un contacto del material subendotelial con el contenido sanguíneo activando a las plaquetas y formando un trombo plaquetario. El proceso ateroesclerótico comienza antes de la adolescencia pero sus manifestaciones clínicas son más tardías. El tiempo de crecimiento de la placa de ateroma es muy variable y el desarrollo de la estenosis puede ser muy rápido (en meses), muy lento (en años) o permanecer estable sin aumentar la lesión. La persistencia de la hipertensión arterial, el tabaquismo, el aumento de la concentración de fibrinógeno, LDL y la DM2 mal controlada son factores que se asocian a un crecimiento rápido de las placas de ateroma; por lo contrario la edad tiene una influencia negativa en el desarrollo de la placa de ateroma, siendo mayor su crecimiento en personas más jóvenes. Las localizaciones más frecuentes son arterias coronarias, renales, cervicales, intracraneales, aorta y sus ramas, de los miembros inferiores, etc (Cárdenas, 2010; Rodríguez, 2008).

Factores de riesgo

Los factores de riesgo son determinados signos biológicos, estilos de vida o hábitos adquiridos cuya presencia aumentan la probabilidad o el riesgo de presentar alguna de las manifestaciones de una enfermedad en los años subsiguientes. En el caso de la aterosclerosis, los factores de riesgo más importantes

son: el hábito de fumar, la hiperlipidemia, la hipertensión y la
DM2 (Sabán, 2012; Havey, 2006, Tejón, 2006).

Evaluación del perfil lipídico

El perfil lipídico nos permite verificar los niveles de lípidos
en sangre, que pueden indicar el riesgo de un individuo de
padecer enfermedades cardiovasculares o arterosclerosis. Los
lípidos de interés clínicos para el diagnóstico y tratamiento de
las alteraciones de las lipoproteínas son los triacilgliceroles y
el colesterol. La evaluación de los fosfolípidos suelen no realizarse debido a que proporcionan escasa información, esporá-
dicamente pueden ser útiles en casos de enfermedad hepática
obstructiva o trastornos asociados con niveles anormalmente
bajos de lipoproteínas (Romero, 2008; Marcos, 2007).

Toma de la muestra, conservación y almacenamiento

Antes de la toma de la muestra sanguínea para determinación
de los niveles de lípidos, es importante sistematizar en lo posible las condiciones bajo las cuales son tomadas, manejadas y
preparadas para su análisis.

1. Ayuno total estricto (excepto agua) de 12 a 14 horas
   antes de la prueba.
   Es imprescindible este lapso de ayuno, ya que la eliminación de los QLM se realiza completamente entre seis
   a nueve horas. Si después de 12 horas hay presencia de
   QLM se considera anormal.
2. El paciente debe encontrarse en estado fisiológico
   normal, sin ejercicio vigoroso, y bajo su dieta ordina-
   ria el día anterior a la prueba. Es importante que sus
   hábitos alimenticios no han variado en las últimas
   tres semanas, debemos asegurarnos que el paciente
   no está haciendo un régimen o alterado su alimentación habitual.

3. Posición del paciente.
   La posición recomendada para la toma de muestra paciente es sentado. Cuando un paciente permanece acostado, el agua extravascular se transfiere al sistema vascular y diluye los componentes no difundibles del plasma. Después de 20 minutos en posición decúbito, se han observado disminuciones del colesterol total, LDL-colesterol, HDL-colesterol, Apo A y Apo B hasta un 10% y triacilgliceroles alrededor de un 50%. Si fuese necesario emplear la posición decúbito, cada vez que se tomen muestras de este paciente, deberá emplearse esta posición para reducir al mínimo la variación postural.

4. Aflojar el torniquete lo antes posible al hacer la punción (uno o dos minutos), si se prolonga la estasis aumentan los lípidos.

5. Tomar en tubos sin anticoagulante e inmediatamente se colocan en posición vertical; separar lo más pronto posible el suero de las células. Si por alguna circunstancia se utiliza plasma, la sangre debe ser enfriada en un baño de hielo tan pronto como se ha extraído y separarla lo más pronto posible de las células, habitualmente dentro de las primeras tres horas posteriores a la toma de la muestra, nunca dejar el plasma en contacto con las células toda la noche. Además, deben tomarse en cuenta las alteraciones provocadas por el anticoagulante utilizado. El anticoagulante recomendado es el EDTA, aunque, disminuye la concentración de colesterol y triglicéridos en un 3%. No se recomienda el anticoagulante de citrato ni de heparina. El citrato ejerce efectos osmóticos muy grandes, lo que da como resultado concentraciones falsamente bajas de lípidos y lipoproteínas. La heparina, debido a su peso molecular relativamente alto, tiene poco efecto sobre el volumen

del plasma, pero puede alterar la movilidad electroforética de las lipoproteínas.

6. Conservación de la muestra.

Lo ideal es que la muestra sea procesada dentro de las dos horas siguientes a su extracción, el suero se debe conservar a 4 °C por una semana, a −20 °C por no más de un mes y durante mucho tiempo a −70 °C o inferiores.

La agregación de las proteínas en el suero generalmente no sucede con frecuencia y pueden analizarse satisfactoriamente las lipoproteínas y las apolipoproteínas. Los sueros congelados no son apropiados para el análisis por ultracentrifugación, ya que las lipoproteínas ricas en triacilgliceroles no soportan la congelación. El plasma se debe mantener a 4 °C hasta su análisis, sin embargo, a pesar del anticoagulante, puede producirse una agregación de proteínas del plasma al conservarlo en refrigeración (+2 °C − +8 °C) durante unos pocos días o congelado por períodos más largos. Esto puede dificultar la obtención de una muestra homogénea e interferir en el flujo de la muestra en los analizadores automáticos, obteniendo resultados inexactos.

7. No ingerir alcohol en las 72 horas anteriores a la extracción, ya que el etanol presenta alteraciones en los resultados.

8. No debe tomar tratamientos, principalmente hormonales (Orgaz, 2007; Silva, 2006).

Métodos para la evaluación de los lípidos

Ultracentrifugación

La densidad de las lipoproteínas está inversamente relacionada con su contenido en lípidos, entre más alto sea su contenido menor es su densidad y el contenido de proteínas. Solamente los quilomicrones son más ligeros que el agua. La ultracentrifugación en gradientes de densidades es el método de referencia con el que se comparan otros métodos, no se emplea como método de rutina. Se fundamenta en el hecho de que las proteínas plasmáticas tienen una densidad aproximada de 1.350 kg/mL con excepción de las lipoproteínas que presentan densidades menores y se mantienen en suspensión por la agitación térmica, por su interacción con las moléculas de agua del entorno y del flujo sanguíneo.

Primer paso. Se separan las lipoproteínas del plasma por ultracentrifugación preparatoria de 100,000 g, la fuerza centrífuga actúa como si se incrementara mucho la fuerza de gravedad, y todas las proteínas presentes en el suero, excepto las lipoproteínas tenderán a depositarse en el fondo del tubo, mientras que las lipoproteínas formaran una capa superficial opalescente.

Segundo paso. Se realiza la centrifugación analítica. En un tubo se coloca un volumen de plasma y sobre él se dispone un gradiente de concentraciones de bromuro de potasio en un rango de 1,210 a 1,006 g/mL y, se somete a una ultracentrifugación de 140,000 g por 24 horas, el contenido del plasma se ubicará formando bandas estables que corresponderán con las zonas de su misma densidad. Si existe un colorante de grasas en el medio, se aprecian una serie de bandas que corresponde a las diferentes clases de lipoproteínas. Una vez separadas las lipoproteínas se miden de varias maneras, por lo general en términos de su contenido de colesterol.

Basándonos en la ultracentrifugación se pueden distinguir cuatro tipos de lipoproteínas principales. En la siguiente tabla podemos observar las densidades características de las lipoproteínas plasmáticas (Cuadro 10).

Cuadro 10.
Ultracentrifugación de lipoproteínas

Ultracentrifugación	Densidad (kg/mL)	Tamaño Å
Quilomicrones	<1,600	750 – 12,000
VLDL	1.600 – 1.019	300 – 700
LDL	1.019 – 1.063	180 – 300
HDL	1.063 – 1.210	50 – 120

Deben controlarse rigurosamente las condiciones de la muestra que requiere su preparación, temperatura y ajuste de densidad. Además, las mediciones deben ser corregidas considerando factores tales como variaciones en la tasa de flotación con las concentraciones, correcciones de las mediciones conforme a las condiciones de temperatura, densidad y otros factores. Los cálculos son complejos y suelen realizarse en una computadora (Bachorick, 2005).

Electroforesis de lípidos
La electroforesis es un método analítico en el que se utiliza una corriente eléctrica controlada, con la finalidad de separar moléculas según su relación tamaño a carga eléctrica, usando como base una matriz gelatinosa. La electroforesis de lípidos se ha limitado considerablemente en la práctica clínica de rutina, ya que realmente no es una prueba necesaria para el diagnóstico de la mayoría de dislipoproteinemias. En la electroforesis de lípidos, el medio de soporte que se utiliza es el gel de agarosa por su velocidad, sensibilidad y resolución de las clases de lipoproteínas. El procedimiento de la electroforesis de lipoproteínas es similar al de las proteínas, cambiando el voltaje, tiempo y colorante. En la electroforesis de lipoproteínas se utiliza el rojo O, grasa roja 7B o negro sudan. Estos colorantes reaccio-

nan con los enlaces estéricos de los triacilgliceroles y ésteres del colesterol. La electroforesis de lipoproteínas coincide con los de la ultracentrifugación (Bachorick, 2005).

Cuadro 11.
Movilidad electroforética de las lipoproteínas

Electroforesis	Ultracentrifugación	Tamaño Å
Quilomicrones (origen)	Quilomicrones	750 – 12,000
Lipoproteínas pre-beta	VLDL	300 – 700
Lipoproteína beta	LDL	180 – 300
Lipoproteína alfa-1	HDL	50 – 120

Métodos para la determinación de los triacilgliceroles
Muestra
Se utiliza suero como muestra. Si se utiliza plasma se deben cubrir los requisitos antes mencionados en la toma de la muestra.

Reacciones enzimáticas acopladas
Este método es empleado actualmente ya que es relativamente específico, rápido y fácil de efectuar. Se realizan directamente en suero o plasma y no están sujetos a interferencias por los fosfolípidos o glucosa. Se cuenta con dos métodos enzimáticos para la determinación de los triacilgliceroles.

Método GPO-PAP (glicerol fosfato oxidasa-peroxidasa)
Fundamento
Prueba enzimática colorimétrica para triacilgliceroles con factor aclarante de lípidos (LCF). Este método está basado en la hidrólisis enzimática de los triacilgliceroles a glicerol y ácidos grasos libres por acción de la lipoproteín lipasa (LPL). El glicerol es fosforilado por el adenosin trifosfato (ATP) en presencia de glicerolquinasa (GK) para formar glicerol-3-fosfato

(G-3-P) y adenosin difosfato (ATP) en presencia de glicero-fosfato oxidasa (GPO) en dihidroxiacetona fosfato (DHAP) y peróxido de hidrógeno. En presencia de peroxidasa (POD) el fenol y la 4-aminoantipirina (4-AA) se condensan por acción del peróxido de hidrógeno formándose un cromógeno rojo proporcional a la concentración de triacilgliceroles presentes en la muestra (Silva, 2006).

Esquema de las reacciones enzimáticas acopladas

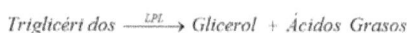

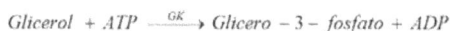

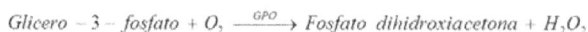

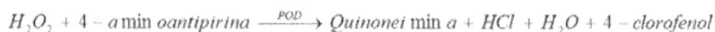

$$Triglicéridos \xrightarrow{LPL} Glicerol + Ácidos\ Grasos$$

$$Glicerol + ATP \xrightarrow{GK} Glicero - 3 - fosfato + ADP$$

$$Glicero - 3 - fosfato + O_2 \xrightarrow{GPO} Fosfato\ dihidroxiacetona + H_2O_2$$

$$H_2O_2 + 4 - amin\ oantipirina \xrightarrow{POD} Quinonei\ min\ a + HCl + H_2O + 4 - clorofenol$$

Otro de estos métodos se basa en la hidrólisis enzimática de los triacilgliceroles catalizada por la lipasa a glicerol y ácidos grasos libres. El glicerol es fosforilado por el adenosin trifosfato (ATP) en presencia de glicerolcinasa (GK) para formar glicerol-3-fosfato (G-3-P) y adenosin difosfato (ADP). El G-3-P más nicotinamida adenina dinucleótido (NAD⁺) por acción de la glicerofosfato oxidasa (GPO) es transformada en fosfato dihidroxiacetona (DHAP) y nicotinamida adenina dinucleótido reducido (NADH⁺). En presencia de diaforasa el NADH⁺ y la tintura de tetrazolio es oxidado a NAD⁺, midiéndose a 340 nm. Obsérvese que por cada molécula de triacilglicérido se produce, estequiométricamente, una de NADH⁺ (Silva, 2006).

Esquema de las reacciones enzimáticas acopladas

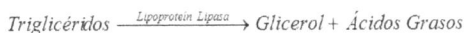

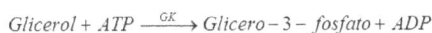

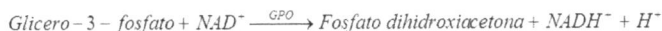

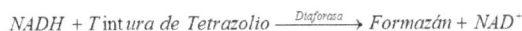

$Triglicéridos \xrightarrow{Lipoprotein\ Lipasa} Glicerol + Ácidos\ Grasos$

$Glicerol + ATP \xrightarrow{GK} Glicero - 3 - fosfato + ADP$

$Glicero - 3 - fosfato + NAD^- \xrightarrow{GPO} Fosfato\ dihidroxiacetona + NADH^- + H^-$

$NADH + Tintura\ de\ Tetrazolio \xrightarrow{Diaforasa} Formazán + NAD^-$

Valores de referencia
Valores recomendados por The Third Report of the National Cholesterol Education Program (NCEP) (Cuadro 12).

Cuadro 12.
Valores clínicos de triacilgliceroles para clasificar los grupos

Triacilgliceroles*	Clasificación
<150 mg/dL (<1.70 mmol/L)	Normal
150 – 199 mg/dL (1.70 – 2.25 mmol/L)	Medio/Alto
200 - 499 mg/dL 2.26 – 5.63 mmol/L)	Alto
3 500 mg/dL (3 5.65 mmol/L)	Muy alto

*Se recomienda que cada laboratorio establezca su propio rango de referencia.

Interferencias
Interfiere la lipemia (>2 g/L), bilirrubinemia (20 mg/dL), hemoglobina libre (>2 g/L) y la hemólisis, postura erecta y fumadores.

Los niveles de triacilgliceroles se elevan en el tratamiento con ácido acetilsalicílico, asparaginasa, carbimazol, ciproterona, estrógenos, estrona, furosamida, glucocorticoides, anticonceptivos orales, metildopa e isobutidiona.

Los medicamentos que disminuyen los niveles de triacilgliceroles son amiodarona, ácido ascórbico, asparaginasa, bezafibrato, colibrato, colestipol, fenolfibrato, glucagón, lovastatina, mednoxiprogesterona, neomicina, niacina, nifedipina, probucol y sulfonilureas.

Significado clínico
Los niveles altos de triacilgliceroles pueden estar asociados con mayor riesgo de enfermedades cardíacas y accidente cerebrovascular. Además, resulta especialmente válido si se tiene en cuenta que las personas con niveles altos de triacilgliceroles con frecuencia presentan otras condiciones, como diabetes mellitus, síndrome metabólico y obesidad, elevan la probabilidad de desarrollo de ateroesclerosis, enfermedad cardiovascular y causar inflamación del páncreas.

En síntesis, la utilidad clínica de la evaluación de los niveles de triacilgliceroles séricos es evaluar en forma temprana el riesgo a desarrollar ateroesclerosis y vigilancia de las terapias con drogas y/o dietas pobres en triacilgliceroles (Balas, 2008).

Hipertrigliceridemia
La hipertrigliceridemia se caracteriza por el aumento de los triacilgliceroles plasmáticos por encima de 200 mg/dL de sangre. Se puede presentar en la hipertensión, obesidad, diabetes mellitus, hipotiroidismo, cirrosis hepática, pancreatitis, hiperlipoproteinemia tipo I, IIb, IIa, IV, y V, gota, enfermedad del almacenamiento del glucógeno, síndrome nefrótico, hipertrigliceridemia sensible a los hidratos de carbono, enfermedad de Tangier, enfermedad de Von Gierke, anemia perniciosa, hipertensión maligna, pancreatitis aguda, síndrome de Down, cirrosis biliar, septicemia, trasplante renal, embarazo y menopausia.

Hipotrigliceridemia
Se presenta cuando los niveles de triacilgliceroles están muy por debajo de los valores de referencia. La hipotrigliceridemia se puede presentar en el hipertiroidismo, hiperparatiroidismo, síndrome de malabsorción, abetalipoproteinemia, esferocitosis hereditaria, enfermedad pulmonar crónica obstructiva, dietas bajas en grasas, desnutrición, ingesta de café, en los neonatos y pérdida de peso (Gotthelf, 2007).

Método para la determinación de colesterol total
Se ha observado que el colesterol es uno de los factores contribuyentes a la formación de ateromas dado que las complicaciones arterioscleróticas prevalecen en individuos hipercolesterolémicos.

Muestra
Se utiliza como muestra al suero. Si se utiliza plasma, se deben cubrir los requisitos antes mencionados en la toma de la muestra.

Reacciones enzimáticas acopladas
Este método se basa en el uso de tres enzimas: colesterol esterasa, colesterol oxidasa y peroxidasa. La colesterol esterasa hidroliza los ésteres, a consecuencia de la oxidación enzimática producida por la colesterol oxidasa hay formación de peróxido de hidrógeno, en la presencia de este último la mezcla de fenol y 4-aminoantipirina se condensan por la acción de la peroxidasa, formando una quinonaimina coloreada proporcional a la concentración de colesterol en la muestra, se valora por espectrometría (Silva, 2006).

Esquema de las reacciones enzimáticas acopladas

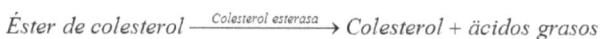

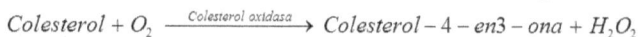

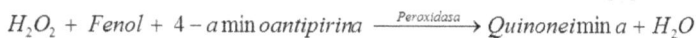

$$\text{Éster de colesterol} \xrightarrow{\text{Colesterol esterasa}} \text{Colesterol} + \text{ácidos grasos}$$

$$\text{Colesterol} + O_2 \xrightarrow{\text{Colesterol oxidasa}} \text{Colesterol} - 4 - en3 - ona + H_2O_2$$

$$H_2O_2 + Fenol + 4 - a\,min\,oantipirina \xrightarrow{\text{Peroxidasa}} Quinoneimin\,a + H_2O$$

Valores de referencia
Valores recomendados por The Third Report of the National Cholesterol Education Program (NCEP).

Cuadro 13.
Valores clínicos de colesterol total para clasificar los grupos

Colesterol total	Clasificación
<200 mg/dL (<5.18 mmol/L)	Deseable
200 – 239 mg/dL (5.18 – 6.2 mmol/L)	Normal alto
>240 mg/dL (>6.2 mmol/L)	Alto

Interferencias
Las interferencias se deben a la presencia de ácido ascórbico, bilirrubinas, lipemia (5 g/L), bilirrubinemia (40 mg/dL), hemoglobina libre (>1 g/L). Existen medicamentos que interfieren en los resultados: los valores se aumentan en presencia de tratamiento con clorpromazina, prednisona, aspirina, etc., y los disminuyen la kanamicina, tertacicilina, progesterona, neomicina, etc.

Significado clínico
Se acepta que la dislipidemia o dislipemia, particularmente la hipercolesterolemia es uno de los mayores factores de riesgo para la enfermedad cardíaca coronaria. El riesgo de contraer enfermedad cardíaca coronaria aumenta paralelamente con el

colesterol. La ictericia tipo obstructivo va acompañada por lo general de un valor de colesterol elevado, la diabetes, el hipotiroidismo y ciertas enfermedades renales exhiben el mismo tipo de desequilibrio.

Valores bajos pueden presentarse en el hipertiroidismo y casos de malnutrición.

En resumen, la utilidad clínica de los niveles de colesterol es la evaluación del riesgo aterogénico, el seguimiento de la terapia con drogas o dieta baja en lípidos y, escrutinio para hiperdislipidemias como parte del control de rutina en programas para evaluar riesgo cardiovascular (Rabindranath, 2003).

Hipocolesterolemia

Es la presencia de niveles anormalmente bajos de colesterol sérico. Un defecto en la producción corporal de colesterol puede conducir a consecuencias adversas. El colesterol es un componente esencial de las membranas celulares de los mamíferos y es necesario para establecer la permeabilidad de membrana y fluidez. No está claro si un menor nivel promedio de colesterol es directamente perjudicial, sino que a menudo se encuentra en enfermedades particulares.

La hipocolesterolemia la podemos encontrar en los recién nacidos, anemias graves (anemia perniciosa, hipocrómica), insuficiencia hepática, hipertiroidismo, estados de mala absorción, inanición, infecciones agudas (neumonía y fiebre tifoidea).

Hipercolesterolemia

Es la presencia de colesterol sérico por encima de los niveles considerados como normales. Esta elevación se asocia con problemas coronarios, depende de la dieta, el sexo, el estilo de vida y la síntesis endógena. De este modo, contribuyen en la concentración de colesterol en la sangre factores hereditarios y dietéticos, junto a otros asociados con la actividad física.

La hipercolesterolemia la podemos encontrar en:

1. Hiperlipidemias primarias, la familiar heredada genéticamente.
2. Hiperlipidemias secundarias. Hipotiroidismo, síndrome nefrótico, diabetes.
3. Xantomatosis.
4. Ictericia obstructiva.

Método para la determinación de HDL colesterol (c-HDL)
Muestra
Se utiliza como muestra al suero. Si se utiliza plasma, se deben cubrir los requisitos antes mencionados en la toma de la muestra.

Método
Método enzimático de reacciones acopladas. Prueba directa homogénea.

Fundamento
La prueba combina dos pasos específicos: en el primer paso se eliminan y destruyen los QLM, VLDL y LDL por reacción enzimática (colesterol esterasa, colesterol oxidasa y catalasa). En el segundo paso, se determina el colesterol restante de la fracción HDL, a través de reacciones enzimática bien establecidas en presencia de surfactantes específicos para HDL (Izawa, 1997).

Principio de Reacción

1ᵉʳ Paso.

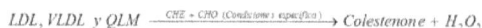

$LDL, VLDL$ y $QLM \xrightarrow{\;CHE + CHO\;(Condiciones\;específica)\;} Colestenone + H_2O_2$

$2H_2O_2 \xrightarrow{\;Catalasa\;} H_2O + O_2$

2ᵈᵒ Paso

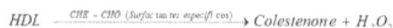

$HDL \xrightarrow{\;CHE - CHO\;(Surfactantes\;específicos)\;} Colestenone + H_2O_2$

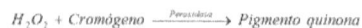

$H_2O_2 + Cromógeno \xrightarrow{\;Peroxidasa\;} Pigmento\;quinona$

Valores de referencia
Las concentraciones de c-HDL varían considerablemente con la edad y el sexo. El siguiente valor discriminante ha sido recomendado para identificar individuos con alto riesgo de enfermedades coronarias. Valores recomendados por The Third Report of the National Cholesterol Education Program (NCEP).

Cuadro 14.
Valores clínicos de c-HDL para clasificar los grupos*

c-HDL**	Clasificación
Hasta 35 mg/dL (0.91 mmol/L)	Riesgo elevado
41 – 59 mg/dL (1,006 – 1.534 mmol/L)	Aceptable
>60 mg/dL (>1.56 mmol/L)	Deseable

*Conversión para Unidad del Sistema Internacional (SI):
**HDL Colesterol (mg/dL) x 0,026 = HDL Colesterol (mmol/L)

Interferencias
Los anticoagulantes no deben ser empleados, pues causan resultados falsamente disminuidos. Las interferencias se deben a la presencia de bilirrubinemia (60 mg/dL), hemoglobina libre (>10 g/L). Otros factores que contribuyen para dar valores disminuidos son: fumar, obesidad, sedentarismo, hipertrigliceridemia. Existen medicamentos que interfieren en los resultados como neomicina, esteroides, andrógenos, progestágenos, anabólicos, tiazídicos, β-bloqueadores adrenérgicos y anti-hipertensivos.

Significado clínico
Existen diversos estados patológicos o influencias ambientales asociados con niveles disminuidos de c-HDL: enfermedades hepatocelulares agudas o crónicas, hiperalimentación intrave-

nosa, malnutrición severa, diabetes, anemia crónica, alteraciones mieloproliferativas, enfermedad de Tangier y estrés agudo. El diagnóstico clínico no debe realizarse teniendo en cuenta el resultado de un único ensayo, sino que debe integrarse los datos clínicos y de laboratorio (Heller, 2006).

Método para la determinación para LDL colesterol (c-LDL)
Muestra
Se utiliza como muestra al suero. Si se utiliza plasma se deben cubrir los requisitos antes mencionados.

Método
Método enzimático de reacciones acopladas.
Prueba directa homogénea para la determinación de c-LDL.

Fundamento
El ensayo combina dos pasos: en el primer paso los QLM, VLDL y colesterol HDL son removidos específicamente por reacciones enzimáticas (colesterol esterasa, colesterol oxidasa y catalasa). En el segundo paso, el colesterol LDL restante se determina por reacciones enzimáticas bien establecidas, también utilizando surfactantes específicos para LDL (Silva, 2006).

Principio de Reacción

1er *Paso.*

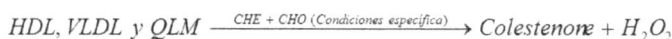
$$HDL, VLDL \text{ y } QLM \xrightarrow{CHE + CHO \text{ (Condiciones específica)}} Colestenona + H_2O_2$$

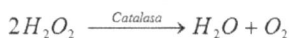
$$2H_2O_2 \xrightarrow{Catalasa} H_2O + O_2$$

2do *Paso*

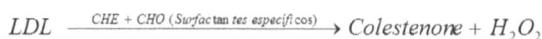
$$LDL \xrightarrow{CHE + CHO \text{ (Surfactantes específicos)}} Colestenona + H_2O_2$$

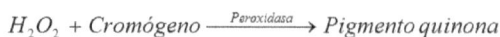
$$H_2O_2 + Cromógeno \xrightarrow{Peroxidasa} Pigmento \, quinona$$

Valores de referencia
Valores recomendados por The Third Report of the National
Cholesterol Education Program (NCEP).

Cuadro 15.
Valores clínicos de c-LDL para clasificar los grupos*

c-LDL	Clasificación
<100 mg/dL (2.59 mmol/L)	Óptimo
100 – 129 mg/dL (2.59 – 3,34 mmol/L)	Normal
130 – 159 mg/dL (3.37 – 4.12 mmol/L)	Limítrofe alto
160 – 189 mg/dL (4.14 – 4.89 mmol/L)	Alto
$\geq$ 190 mg/dL ($\geq$ 4.92 mmol/L)	Muy alto

*Se recomienda que cada laboratorio establezca su propio rango de referencia.

Interferencias
Los anticoagulantes no deben ser empleados, pues causan resultados falsamente disminuidos. Las interferencias se deben
a la presencia de bilirrubinemia (60 mg/dL), hemoglobina libre (>10 g/L). Otros factores que contribuyen para dar valores
disminuidos son como fumar, obesidad, sedentarismo, hipertrigliceridemia. Existen medicamentos que interfieren en los
resultados como neomicina, esteroides, andrógenos, progestágenos, anabólicos, tiazídicos, β-bloqueadores adrenérgicos y
anti-hipertensivos.

Significado clínico
El c-LDL es el factor clave en la patogénesis de la ateroesclerosis y la enfermedad cardiaca coronaria. Este examen se realiza
por lo general para determinar el riesgo de cardiopatía. De
acuerdo con el Instituto Nacional para el Corazón, pulmón y
la sangre (Nacional Heart, Lung and Blood Institute), cuanto

más bajo tenga el nivel de c-LDL, menor será el riesgo de presentar cardiopatía o accidente cerebrovascular.

Los niveles altos de c-LDL pueden estar asociados con aumento del riesgo de cardiopatía ateroesclerótica e hiperlipoproteinemia familiar.

Los niveles inferiores a lo normal pueden se ocasionados por malabsorción o desnutrición.

Otras afecciones en las cuales se pueden determinar los niveles de c-LDL son hiperlipidemia familiar combinada, disbetalipoproteinemia, hipertrigliceridemia familiar (Acosta, 2008).

Método para la determinación de Lp(a) y apolipoproteínas A y B

Las Apo A, ApoB y Lp(a) se pueden determinar mediante los siguientes inmunoensayos: RIA, ELISA, nefelometría, turbidimetría. Los dos últimos métodos son los más utilizados.

Muestra
Se utiliza como muestra suero. Si se utiliza plasma se deben cubrir los requisitos antes mencionados en la toma de la muestra.

Fundamento
La apo A-1, Apo B y Lp(a) contenidas en el suero humano forma algunos inmunocomplejos, reaccionando con los anticuerpos específicos, gracias al fenómeno de difracción de la luz provocada por estos inmunocomplejos, será posible medir, por medio de un nefelómetro, la intensidad de la luz difractada, que es proporcional a la concentración de las Apo A-1, Apo B y Lp(a) en la muestra analizada. La evaluación de los resultados se realiza por comparación con un calibrador de concentración conocida.

Principio de Reacción

Apo A o Apo B + particulas de látex recubiertas de Acs anti – ApoA o B =
Complejos ApoA o ApoB – anticuerpo anti – ApoA o ApoB
Los complejos se miden a 340 nm.

Lp(a) + particulas de látex recubiertas de Acs anti – Lp(a) =
Complejos Lp(a) – anticuerpo anti – Lp(a)
Los complejos se miden a 700 nm.

Valores de referencia
Los siguientes valores para Apo A-1, Apo B y Lp(a), sólo son orientativos.

Cuadro 16.
Valores de referencia para Apo A-1, Apo B y Lp(a)

	Mujeres	Hombres
Apo A-I	1.25 – 2.15 g/L	1.10 – 2.05 g/L
Apo B	0.55 – 1.25 g/L	0.55 – 1.40 g/L
Apo B / Apo A-I	0.30 – 0.90 g/L	0.35 – 1.00 g/L
Lp(a)	> 30 mg/dL	Riesgo a la arteriosclerosis y enfermedades coronarias

Cada laboratorio deberá definir un rango de referencia propio.

Interferencias
Los anticoagulantes no deben ser empleados, pues causan resultados falsamente disminuidos. Las interferencias se deben a la presencia de bilirrubinemia (60 mg/dL), hemoglobina libre (>10 g/L), lipemia.

Significado clínico
La determinación de las apolipoproteínas Apo A-I y Apo B tiene un valor pronóstico mayor en la evaluación del riesgo aterosclerótico,

en comparación con la sola medición del colesterol (HDL y LDL). Un parámetro para estimar este riesgo es el cociente Apo-B/Apo-A1. Cuanto más alto resulte el cociente, mayor será el riesgo aterogénico. Los niveles altos de Lp(a) (>30 mg/dL) se han asociado a la cardiopatía coronaria de manifestación temprana, así como a la severidad de lesiones angiográficas, por lo que la Lp(a) podría ser uno de los mejores predictores de dicha patología (Rodrígue, 2008).

Apo A-I

Niveles bajos de Apo A-I pueden constituir un factor de riesgo para la aterosclerosis, aún con concentraciones normales de Apo B. Los individuos con alteraciones vasculares ateroscleróticas, hepatitis aguda, cirrosis hepática y los diabéticos tratados con insulina presentan a menudo niveles bajos de Apo A-I. Además, disminuyen en la reducción de peso, dietas con bajo contenido de colesterol y grasas saturadas, dieta rica en fibras, aféresis, neonatos, cambio de posición (parado/sentado), cirugía vegetarianismo, infantes de muy bajo peso al nacer. Valores disminuidos en se han encontrado en colestiramina, colestipol, estrógenos (mujeres post menopáusicas), derivados del ácido fíbrico, inhibidores de la HMG-CoA reductasa, neomicina, niacina, probucol, tiroxina, ketoconazol, heparina endovenosa, ácido nicotínico, medroxiprogesterona.

Apo B

La concentración de Apo B se utiliza junto con la Apo A-I y otras pruebas lipídicas para establecer el riesgo individual de desarrollar enfermedades cardiovasculares y cuando el paciente tiene una historia personal o familiar de enfermedad cardíaca y/o hiperlipemia.

Se pueden observar valores elevados de Apo B en diabetes, hipotiroidismo, síndrome nefrótico, embarazo, hiperlipidemia familiar combinada, toma de fármacos como andrógenos, β-bloqueantes diuréticos, progestágenos.

Los valores disminuidos se pueden observar en cualquier situación que afecte a la producción de lipoproteínas o bien que afecte a su síntesis y empaquetamiento en el hígado, como cirrosis, enfermedad grave, pérdida de peso, síndrome de Reye, hipertiroidismo, cirugía, en la toma de ciertos fármacos como estrógenos, lovastatina, niacina, tiroxina y simvastatina. Un cociente aumentado entre Apo B y Apo A-I puede estar indicando un mayor riesgo de desarrollar enfermedad cardiovascular.

Lipoproteína Lp(a)
Los valores elevados de Lp(a) y su vinculación con coronariopatía dependería de los valores elevados de c-LDL por encima de 100 mg/d, existe una correlación entre ambas. También se ha demostrado que la concentración de Lp(a), así como varias isoformas de Apo A están asociadas con el aumento de riesgo cardiovascular.

La Sociedad Europea de Arteriosclerosis (EAS) ha recomendado la detección de la Lp(a) en pacientes con enfermedad cardiovascular o antecedentes de cardiopatía isquémica temprana (antes de los 45 años) y con hipercolesterolemia familiar. Hasta el momento, no se tiene tratamiento específico efectivo para disminuir los valores elevados de Lp(a) (Soca, 2009).

Método para la determinación de fosfolípidos
Muestra
Se utiliza como muestra suero. Si se utiliza plasma se deben cubrir los requisitos antes mencionados en la toma de la muestra.

Método colorimétrico enzimático
Fundamento
Este método está basado en la hidrolisis enzimática de los fosfolípidos por acción de la Fosfolipasa D, liberando colina. Por acción de la colina oxidasa la colina en presencia de oxígeno es

oxidada a Betania y peróxido de hidrógeno. En presencia de peroxidasa (POD) el fenol y la 4-aminoantipirina (4-AA) se condensan por acción del peróxido de hidrógeno formándose un cromógeno rojo (quinoneimina) proporcional a la concentración de fosfolípidos presentes en la muestra.

$$Fosfolípidos + H_2O \xrightarrow{\text{fosfolipasa D}} Colina + ácido\ fosfatídico + ácido\ lisofosfatídico + N-acetilesfingosil\ fosfato$$

$$Colina + 2O_2 \xrightarrow{\text{Colina oxidasa}} Betaina + 2H_2O_2$$

$$2H_2O_2 + Fenol + 4\ aminoantirpirina \xrightarrow{\text{Peroxidasa}} Quinoneimina + H_2O$$

Valores de referencia
La concentración normal de fosfolípidos séricos es similar a los valores del colesterol total. La relación entre colesterol total y fosfolípidos es 1/1.

Estos valores son orientativos. Es recomendable que cada laboratorio establezca sus propios valores de referencia (Cuadro 17).

Cuadro 17.
Valores de referencia para fosfolípidos.

Edad	mg/dL
Recién nacido	75 – 170
Lactantes	100 – 275
Niño	180 – 295
Adulto	125 – 275
>65 años	196 – 366

Interferencias
Puede presentarse interferencia con la presencia de ácido ascórbico (>80 mg/L) y hemoglobina (>434 μmol/L).

Significado clínico
La determinación de fosfolípidos es importante para el diagnóstico de afecciones hepáticas particularmente en la ictericia obstructiva. Una elevación de fosfolípidos se encuentra en diferentes hiperlipidemias, hepatitis colestásica, infección por Schistosomiasis y traumatismo (Silva, 2006).
Una disminución se asocia a cánceres hematológicos, enfermedades cerebro vasculares.

Quilomicrones
Los quilomicrones se pueden identificar por la prueba plasmática vertical, para lo cual es necesario:

1. Colocar 2 mL de suero o plasma en un tubo de 10 x 75 mm.
2. Se deja reposar en posición vertical a 4 °C, durante toda la noche.

Los quilomicrones se acumulan en una capa cremosa que flota después de refrigerar la muestra toda la noche, las VLDL no flotan.

Control de calidad
Para un control de calidad interno correcto se incluirán en cada serie de análisis, tres controles valorados (normal, patológico bajo y alto) que se tratarán como muestras problema. Además, se debe tener un control de calidad externo de cada una de las lipoproteínas.

Perfil de lípidos
El perfil analiza los componentes de los lípidos con el fin de determinar qué cantidad de cada elemento está presente. (Koolman & Röhm, 2004) Este perfil proporciona información detallada que pueden ayudar al médico a recomendar cambios

de estilo de vida para poder regresar los niveles de colesterol y triglicéridos a un rango aceptable y así disminuir las probabilidades de ataques cardíacos y accidentes cerebrovasculares.

Perfil de lípidos básico
Comprende los analitos descritos en el cuadro 18.

Cuadro 18.
Perfil de lípidos básico

Analitos	Valores de referencia	
Lípidos totales	450 – 1 000 mg/dL	
Colesterol total	< 200 mg/dL	
Triglicéridos	< 200 mg/dL	
LDL - colesterol	< 100 mg/dL	
	Mujer	Hombre
HDL - colesterol	> 50 mg/dL	> 60 mg/dL

Perfil de lípidos para evaluar riesgo cardiovascular
Comprende los analitos descritos en el cuadro 19.

Cuadro 19.
Perfil de lípidos para evaluar riesgo cardiovascular

Analitos	Valores de referencia	
Colesterol total	< 200 mg/dL	
Triglicéridos	< 200 mg/dL	
	Mujer	Hombre
HDL - colesterol	> 50 mg/dL	> 60 mg/dL
LDL – colesterol	< 100 mg/dL	

Apolipoproteína A	120 – 176 mg/dL
Apolipoproteína B	63 – 114 mg/dL
Lp(a)	<30 mg/dL

Individuos con valores >190 mg/dL de c-LDL representan un alto riesgo aterogénico, así como valores de c-HDL <35 mg/dL y triglicéridos >200 mg/dL. Requieren de tratamiento obligatorio.

Índice aterogénico (IA)

Es la proporción matemática entre los niveles de colesterol total en el organismo y c-HDL. Cuando el valor de IA es mayor al valor normal las probabilidades de que se forme una placa de ateroma en las arterias y dé origen a aterosclerosis aumentan.

Cálculo de índice aterogénico:

$$IA = \frac{Colesterol\,Total\,(mg/dL)}{c-HDL\,(mg/dL)}$$

Cuadro 20.
Valores clínicos de IA para clasificar los grupos

IA	Clasificación
< 4.0	Máximo deseable
4,0 - 5,0	Riesgo potencial
> 5.0	Alto Riesgo

Organización Mundial de la Salud - O.M.S. 1996

Dislipidemias

Las dislipidemias son un conjunto de enfermedades asintomáticas caracterizadas por presentar alteraciones en el metabolismo lipídico. La concentración del perfil sérico de lípidos en sus diferentes fracciones lipoproteicas conllevan un incremento en el riesgo de enfermedad cardiovascular como principal causa de mortalidad, además de la lesión orgánica funcional pancreática y por depósito en otros órganos según el nivel de severidad y cronicidad. Las dislipidemias son el factor de riesgo cardiovascular modificable más frecuente. Pueden ser primarias o secundarias a otra enfermedad o dieta inadecuada. Se caracterizan por la presencia de anormalidades en la concentración de lípidos en sangre (colesterol, triglicéridos, c-HDL y c-LDL). Pueden ser causadas por defectos genéticos (dislipidemias primarias), o ser consecuencia de patologías o de factores ambientales (dislipidemias secundarias) (Cuadro 21) (Soca, 2009; Burrows, 2005; Cardoso, 2010).

Cuadro 21.
Clasificación de las dislipidemias primarias

Clasificación	Características
Tipo I:	Caracterizada por una severa elevación de los QLM y por ende de los triacilgliceroles.
Tipo II A	Elevación única de c-LDL. Varias condiciones genéticas pueden ser responsables de esto: hipercolesterolemia, hipercolesterolemia poligénica, hiperlipidemia familiar combinada, deficiencia familiar de Apolipoproteína B-100. Los individuos con un fenotipo IIA, son más susceptibles a desarrollar enfermedad cardiaca prematura.
Tipo II B	Caracterizada por la elevación de c-LDL y de triacilgliceroles. La hiperlipidemia familiar combinada es la causa más frecuente de este desorden.
Tipo III	Causada por la incapacidad de remover los restos de lipoproteínas séricas de muy baja densidad (VLDL), la cual es rica en triacilgliceroles y colesterol. Los pacientes que sufren de esta dislipidemia tienen una mayor tendencia a presentar lesiones conocidas como xantomas. También conocida como disbetalipoproteinemia.

Tipo IV	Caracterizada por aumento de los triacilgliceroles. Tiene muchas causas (multifactorial), entre las cuales encontramos las hereditarias, diabetes, ingesta de alcohol.
Tipo V	Los pacientes tienen elevados los QLM y las VLDL, por una lipólisis deficiente o una sobre producción de VLDL.

Dislipidemias secundarias

Éstas son las potencialmente reversibles y son causadas por hipotiroidismo, diabetes, síndrome nefrótico, enfermedad hepática obstructiva y ciertos agentes farmacológicos como las progestágenos (pastillas anticonceptivas), esteroides anabólicos, corticosteroides y algunos antihipertensivos entre ellos los beta bloqueadores y algunos diuréticos como las tiazidas por ejemplo: hidroclorotiazida, clortalidona, indapamida, bendroflumetiazida; y los diuréticos de asa como: furosemida y bumetanida. La clasificación de las dislipidemias secundarias se basa únicamente en las concentraciones de colesterol y triglicéridos plasmáticos.

Cuadro 22.
Clasificación de las dislipidemias secundarias

	Valores recomendados*
Hipercolesterolemia	Colesterol Total > 170 mg/dL Triacilgliceroles < 150 mg/dL
Hipertrigliceridemia	Colesterol Total > 170 mg/dL Triacilgliceroles < 150 mg/dL
Dislipidemia combinada	Colesterol Total > 170 mg/dL Triacilgliceroles > 150 mg/dL

Valores recomendados por NHLBI (Instituto Nacional de la Sangre, Corazón y Pulmón) para el colesterol en niños y adolescentes.

131

Preguntas y casos clínicos de revisión del capítulo

1. Es la lipoproteína con mayor cantidad de triacilgliceroles.
   1. QLM.
   2. VLDL
   3. LDL.
   4. HDL.
2. ¿Qué lipoproteína cuando está elevada es un factor clave en la patogénesis de la ateroesclerosis y la enfermedad cardiaca coronaria?
   1. QLM.
   2. VLDL
   3. LDL
   4. HDL
3. Femenina de 12 años, estudiante de secundaria, es llevada por sus padres al médico, en la consulta refieren que quieren que revise a su hija, porque la ven un poco pasada de peso, no hace ejercicio y si lo hace se cansa rápidamente, las calificaciones han ido bajando. **Exploración Física**: TA: 107/61; pulso: 87 ppm: FR: 16 rpm; Temp: 36,8 °C; peso: 66 kg; talla: 154 cm; cintura: 84,5 cm. **Exámenes de Laboratorio:** glucosa 76 mg/dL; insulina: 4,9 mUI/mL; triglicéridos: 209 mg/dL; colesterol total: 205 mg/dL; c-HDL 69,2 mg/dL; c-LDL: 151,8 mg/dL.
   1. Identifique y esplique los exámenes de laboratorio anormales.
   2. ¿Considera que el paciente presenta obesidad?
   3. Calcule el IA. Explique el resultado.
   4. ¿Considera necesario realizar la determinación de Lp(a)? ¿por qué?
   5. ¿Cuál es el diagnóstico más probable en esta paciente? Fundaméntelo.

4. Su función principal es llevar lípidos de la dieta al hígado.
   1. QLM.
   2. LDL.
   3. HDL.
   4. Lp(a).
5. Masculino de 58 años, director de un banco, ingresa al hospital para su escrutinio médico anual. Refiere que hace 8 meses inició con mala digestión, dolor abdominal después de comer y se le quita al tomar antiácidos. **Exploración física:** TA: 143/95 mmHg, pulso: 85 ppm, FR: 15 rpm, se encuentra reflujo gastroesofágico, presenta dolor leve en el epigástrico a la palpación profunda. **Exámenes de laboratorio:** glucosa 170 mg/dL; insulina: 48,9 mUI/mL; triglicéridos: 320 mg/dL; colesterol total: 600 mg/dL; c-HDL 30,2 mg/dL; c-LDL: 196,4 mg/dL; Apo A: 0,92 g/L; Apo B: 1,64 mg/dL.
   1. Identifique los exámenes de laboratorio anormales y explique cada uno de ellos.
   2. ¿A qué diagnóstico llegó?
   3. ¿Qué otros exámenes realizaría para confirmar el diagnóstico? Fundaméntelos.
6. Su aumento está asociado a mayor riesgo a la arteriosclerosis y enfermedades coronarias. Además, su exceso podría inducir una disminución de la actividad fibrinolítica.
   1. LDL,
   2. HDL.
   3. Lp(a).
   4. Lp(x).
7. Los resultados de un perfil de lípidos básicos son los siguientes.
   Triglicéridos: 180 mg/dL; colesterol total: 320 mg/dL; c-HDL: 28 mg/dL; c- LDL: 140 mg/dL; fosfolípidos: 215 mg/dL; lípidos totales: 1,200 mg/dL.

1. ¿Considera que los resultados son consistentes de dislipidemia ¿dé que tipo?
2. ¿Cuáles resultados son más consistentes con riesgo cardiovascular?
8. Las concentraciones elevadas de Apo B y disminuidas de Apo A-I se asocian con:
9. Masculino de 40 años, arquitecto, llega a urgencias acompañado de su esposa por tener un dolor intenso en el tórax y brazo izquierdo. **Exploración Física:** TA: 160/98; pulso: 95 ppm: FR: 17 rpm; Temp: 36,9 °C; peso: 98 kg; talla: 180 cm; cintura: 106 cm. **Exámenes de Laboratorio:** glucosa 145 mg/dL; insulina: 25,6 **m**UI/mL; triglicéridos: 630 mg/dL; colesterol total: 800 mg/dL; c-HDL 32,0 mg/dL; c-LDL: 180 mg/dL.
   1. ¿El diagnóstico más probable de este paciente es? Fundaméntelo.
   2. ¿Qué otros resultados de laboratorio solicitaría?
   3. El resultado de laboratorio que confirma el diagnóstico es: explíquelo.
10. Si sospecha de que el paciente cursa con una dislipidemia mixta que resultados esperaría que le reportara el laboratorio clínico

Referencias

Alan T. Remaley, Judith R. McNamara y G. Russell Warnick. Lípidos y proteínas. Michael L. Bishop, MS, CLS, MT (ASCP), Edward P. Fody, MD., Larry E. Schoeff, MS, MT. Química Clínica. Principios, procedimientos y correlaciones. Quinta edición. México, D.F.: McGraw Hill Interamericana; 2006. p. 282-313.

Allan Gaw, Robert A. Cowan, Denis St. J. O'Reilly. Michael J. Stewart, James Shepherd. Bioquímica Clínica. Segunda edición. Madrid, España: Harcourt Churchill Livingstone; 2001. p. 120-126.

Arthur C. Guyton, M.D. † John E. Hall Ph.D. Tratado de fisiología médica. Decimoprimera edición. Madrid, España: Elsevier Saunders; 2006. P. 941-951.

Enrique Romero-Velarde, Edgar M. Vásquez-Garibay La obesidad en el niño, problema no percibido por los padres. Su relación con enfermedades crónicas y degenerativas en la edad adulta. Bol Med Hosp Infant Mex. 2008; 65: 519-527.

Fahy E., Subramaniam S, Brown HA, Glass CK, Merrill AH, et al (2005). A comprehensive classification system for lipids. The Journal of Lipid Research, 46: 839-862.

Guillermo C. Cardoso-Saldaña, Liria Yamamoto-Kimura, Aida Medina-Urrutia, Rosalinda Posadas-Sánchez, Nacú A. Caracas-Portilla, Carlos Posadas-Romero. Exceso de peso y síndrome metabólico en adolescentes de la Ciudad de México. Arch Cardiol Mex 2010;80(1):12-18

Izawa, S. et al. A new direct method for measuring HDL-cholesterol with does not produce any biased values. J Med And Pharm Sci 1997; 37: 1385-88.

J. Marcos-Daccarett, G. M. Núñez-Rocha, A. M. Salinas-Martínez, M. Santos-Ayarzagoitia y H. Decanini-Arcaute. Obesidad como Factor de Riesgo para Trastornos Metabólicos en Adolescentes Mexicanos, 2005. Rev Salud pública. 2007; 9 (2): 180-193.

Jaime Fornaguera, Georgina Gómez. Los lípidos. Bioquímica: la ciencia de la vida. Reimpresión de la Primera edición. Costa Rica: EUNED (Editorial Universidad Estatal a Distancia); 2011. p. 91-152.

José María Tejón Rivera, Amando Garrido Pertierra, Dolores Blanco Gaitán, Carmen Villaverde Gutiérrez, Carlos Mendoza Oltras, Jesús Ramírez Rodrigo. Lipoproteínas. Fundamentos de bioquímica metabólica. Segunda edición. Madrid. España: Editorial Tébar, S.L.; 2006. p. 145-156.

José Sabán Ruiz, Rosa Ma Fabregate Fuente. Bases fisiológicas del metabolismo lipídico. Clasificación de las dislipidemias. Diagnóstico. Impacto cardiovascular. Control global del riesgo cardiometabólico. Volumen 1 Colección monografías. Serie: Medicina/Ciencias de la salud. Madrid, España: Díaz de Santos; 2012. p. 487-491.

Kelley. Metabolismo hepático. Medicina Interna. Segunda edición. Montevideo, Uruguay: Editorial Médica Panamericana; 1992. p. 463-467.

Koolman J., & Röhm KH., (2004) Biomoléculas, lípidos. Bioquímica, texto y atlas. Tercera edición. Madrid, España: Médica Panamericana p. 46-57.

Ma. del Carmen Silva García, Ma. José García Bermejo. Proteínas plasmáticas. Lipoproteínas plasmáticas. Laboratorio de Bioquímica Clínica. Primera edición. Sevilla, España: MAD, S.L; 2006. p. 171-181.

Manuel Tomás Orgaz Morales, Salomé Hijano Villegas, María Soledad Martínez Llamas, José López Barba, Jacobo Díaz Portillo. Guía del paciente con trastornos lipídicos. Colección Editorial de Publicaciones del INGESA, Madrid, España: Instituto Nacional De Gestión Sanitaria; 2007. p. 8-16.

Margie Balas-Nakash, Angélica Villanueva-Quintana, Sofía Tawil-Dayan, Esther Schiffman-Selechnik, Araceli Suverza-Fernández, Felipe Vadillo-Ortega et at. Perera Estudio piloto para la identificación de indicadores antropométricos asociados a marcadores de riesgo de síndrome metabólico en escolares mexicanos. Bol Med Hosp Infant Mex; 2008; 65: 100-109.

Mario Acosta Rodríguez1, Marcela Sevilla Naranjo1, Amparo De la Vega Castañeda. Trastornos metabólicos en niños obesos. Rev Ecuat Pediat. 2008; 9 (2):26-32.

Paul S. Bachorick, Ph.D., Margo A. Denke, M.D., Evan A. Stein, M.D., PhD., F.C.A.P., Basil M. Rifkind,M.D. F.R.C.P. Lípidos y dislipoproteinemia. John Bernard Henry, M.D. y cols, Edición homenaje a Tood-Stanford y Davidsohn. El laboratorio en el diagnóstico clínico. 20a Edición. Madrid, España; Marbán, S.L.; 2005. p. 224-248.

Pedro Enrique Miguel Soca. Dislipidemias. ACIMED. 2009; 20(6): 265–73.

Rabindranath. Dislipoproteinemias infantojuvenil. Miguel Ángel Ruiz Jiménez Factores de Riesgo Cardiovascular en niños y adolescentes. Primera Edición. Madrid, España: Díaz de Santos; 2003. p. 61-117.

Raquel Burrows, Medardo Burgueño, Laura Leiva B, Ximena Ceballos S, Ivette Guillier O, Vivien Gattas Z, et al. Perfil metabólico de riesgo cardiovascular en niños y adolescentes obesos con menor sensibilidad insulínica. Rev Méd Chile 2005; 133: 795-804.

Richard A Havey, Pamela C. Champe, Denise R. Ferrier. Metabolismo de los ácidos grasos y triacilglicerol, metabolismo de los lípidos complejos, metabolismo del colesterol y esteroides. Bioquímica. Tercera edición. México, D.F.: McGraw Hill Interamericana; 2006. p. 209-278.

Roach, Benyon. Metabolismo y trasporte de lípidos. Lo Esencial en Metabolismo y Nutrición. Segunda Edición. Madrid España; Mosby Elsevier; 2007. 55-82.

Rubies-Prat J. La lipoproteína X en la colestasis. Gastroenterol Hepatol 1984;7: 144-146.

Solange Heller-Rouassant. Dislipidemias en niños y adolescentes: diagnóstico y prevención. Bol Med Hosp Infant Mex 2006; 63: 158-161.

SPECIAL REPORT. Executive Summary of the Third Report of the National Cholesterol Education Program (NCEP) Expert Panel on Detection, Evaluation, and Treatment of High Blood Cholesterol in Adults (Adult Treatment Panel III). JAMA 2001; 285(19)2001: 2486-2497.

Susana J. Gotthelf y Lic. Lilian L. Jubany. Antropometría y lípidos séricos en niños y adolescentes obesos de la ciudad de Salta. Arch Argent Pediatr 2007; 105 (5):411-417.

Trudy McKee y James R. McKee. Lípidos y membranas. Bioquímica. La base molecular de la vida. Tercera edición. Madrid, España; McGraw-Hill-Interamericana. 2005. p. 331-416.

Velia Margarita Cárdenas-Villarreal, Juan C. López-Alvarenga, Raúl A. Bastarrachea, María Mercedes Rizo-Baeza, Ernesto Cortés-Castell. Prevalencia del síndrome metabólico y sus componentes en adolescentes de la Ciudad de Monterrey.

Biologia vascular de la aterosclerosis

Ana Cecilia Cepeda Nieto
Mauricio Andrés Salinas Santander
Citlali Alcaráz Quijada

Estructura de la arteria normal
1. Tipos celulares
   1. Células endoteliales

Las células endoteliales que forman la cubierta interna de los vasos sanguíneos se originan durante al embriogénesis a partir de regiones localizadas en la periferia embrionaria, conocidas como islas sanguíneas. Los angioblastos, predecesores de las células del endotelio vascular, comparten este sitio junto con las células precursoras de las líneas sanguíneas (Braunwald, 2008).

Las células del endotelio vascular, que forman la cubierta interna de las paredes de los vasos sanguíneos, están en contacto directo con el fluido sanguíneo y juegan un papel importante en la homeostasis en respuesta a diversos estímulos químicos y mecánicos. Además de proveer de una barrera selectiva a la permeabilidad macromolecular, se ha visto que pueden influenciar en la remodelación vascular por medio de la producción de factores de crecimiento y de sustancias inhibitorias que modulan la hemostasis-trombosis. Esto a través de las secreciones de pro-coagulantes, anti-coagulantes y agentes fribrinolíticos que median la respuesta inflamatoria a través de la expresión en su superficie de moléculas quimiotácticas, moléculas de adhesión y liberación de quimiocinas y citocinas.

Por todo esto, la disfunción endotelial puede generar estados fisiopatológicos que contribuyen al desarrollo de desórdenes vasculares resultando en aterosclerosis, trombosis y sus complicaciones (Jeng-Jiang, 2011).

2. Células de músculo liso

Las células de musculo liso (CML) tienen diversas funciones importantes en la homeostasis vascular, constituyendo el blanco de diversos tratamientos farmacológicos cardiovasculares. Estas células tienen la capacidad de contraerse y relajarse para controlar el flujo sanguíneo. La contracción anormal del musculo liso puede ocasionar vasoespasmos, lo que puede modificar el flujo sanguíneo y así favorecer la ateroesclerosis.

Las células de musculo liso también sintetizan complejos de la matriz extracelular que juega un papel clave en la normal homeostasis, así como en la formación y complicación de las lesiones ateroesclerosas. Además, pueden migrar y proliferar contribuyendo a la formación de lesiones hiperplasicas de la íntima, incluyendo ateroesclerosis y estenosis (Braunwald, 2008).

3. Íntima

Es la capa más interna de la arteria, al nacer empieza siendo una monocapa de células endoteliales soportadas sobre una lámina basal, pero en adultos, la estructura de la íntima es mucho más compleja y heterogénea, puesto que, con la edad, las arterias humanas desarrollan una íntima más compleja que contiene células de músculo liso arterial y fibras de colágeno I y III (Braunwald, 2008).

4. Túnica Media

La túnica media se encuentra debajo de la lámina media. La media de las arterias elásticas como la de la aorta tiene una capa bien desarrollada de células de musculo liso, intercalada con capas de matriz extracelular rica en elastina. Esta estructura parece bien adaptada para almacenar energía cinética de la sístole del ventrículo izquierdo a través de las paredes de las grandes arterias. Su estructura laminar también contribuye a mantener la integridad estructural de los entronques arteriales. La túnica media de las arterias musculares menores, usualmente tiene una organización menos definida, pues las células de musculo liso de las arterias están embebidas en la matriz circundante, en un arreglo más continuo (Braunwald, 2008).

5. Adventicia

Normalmente la adventicia es la capa que recibe la menor atención, sin embargo últimamente se ha visto que juega un importante papel en la homeostasis y patologías arteriales. La adventicia contiene fibras de colágeno menos organizadas con respecto a las que se encuentran en la íntima. En esta capa de las arterias se encuentra las terminaciones nerviosas. Las células que se encuentran en esta capa están más dispersas que en las otras capas de la pared arterial, e incluyen fibroblastos y mastocitos (Braunwald, 2008).

Inicio de la aterosclerosis

El proceso ateroescleroso comienza desde la infancia y se desarrolla a lo largo de varias décadas, antes de empezar con complicaciones cardiovasculares. El primer signo de ateroesclerosis incluye depósitos lipídicos, que resultan en la acumulación de grasa en la íntima de las arterias sistémicas. Normalmente estos depósitos lipídicos se asocian a dietas ricas en colesterol y ácidos grasos saturados; estos aumentan la cantidad de lipoproteinas circulantes que tienden a acumularse en la íntima en forma de agregados. La unión de las lipoproteínas a proteoglicanos incrementa la susceptibilidad de éstos a oxidarse o de sufrir otras modificaciones químicas, lo que es considerado por muchos investigadores como un factor importante en la patogénesis de la ateroesclerosis temprana (Williams, 2005). Diversos estudios demuestran que la permeabilidad del endotelio se ve aumentada en sitios donde existe alguna lesión, favoreciendo la entrada de LDL (Figura 1). Otros factores que contribuyen al estrés oxidativo en un ateroma naciente pueden ser las oxidasas de NADH/NADPH, expresadas en las células vasculares; las lipoxigenasas, expresadas en los leucocitos infiltrados o la enzima mieloperoxidasa (Heinecke, 2003; Braunwald, 2008).

Las células endoteliales normales generalmente resisten a las interacciones adhesivas con los leucocitos. Incluso en los tejidos inflamados, el reclutamiento y tráfico de los leucocitos ocurre en vénulas postcapilares, no en las arterias. Sin embargo, poco después de que se inicia la hipercolesterolemia, los leucocitos comienzan a adherirse al endotelio y pasan entre las uniones de las células endoteliales para entrar a la íntima, donde empiezan a fagocitar lípidos para convertirse en células espumosas (Figura 2).

Además de los monocitos, los linfocitos T también tienden a acumularse en las lesiones ateroesclerosas. La expresión de ciertas moléculas de adhesión en la superficie de las células endoteliales regula la adhesión de monocitos y células T al endotelio. Dos de las principales moléculas de adhesión son la molécula de adhesión celular vascular 1 (VCAM-1) y la molécula de adhesión intercelular 1 (ICAM-1), ambas pertenecen a la superfamilia de las inmunoglobulinas. La VCAM-1 es de especial interés para la aterogenesis temprana ya que interactúa con una integrina que se expresa en aquellos leucocitos que tienden a acumularse en el ateroma naciente. La ICAM-1 se expresa tanto en leucocitos y como en células endoteliales en diferentes partes de la circulación (Braunwald, 2008).

Las selectinas son otras moléculas que también contribuyen a la adhesión de los leucocitos, especialmente la Selectina-E, la cual recluta principalmente leucocitos (Braunwald, 2008).

Existen ciertas quimiocinas que junto con sus receptores, están involucradas en el reclutamiento de placas ateromatosas, entre las que están la interleucina 8, la CCL2, CX3CR1 o CCR2 y CX3CL1 (Gautier, 2009).

Una vez que los leucocitos se han adherido al endotelio, reciben una señal para penetrar a través de la pared endotelial, gracias a la acción de citocinas quimioatrayentes (quimiocinas) como la proteína quimioatrayente de monocitos -1 (MCP-1), la cual es producida por el endotelio en respuesta a diferentes estímulos, por ejemplo las lipoproteínas oxidadas. Se ha comprobado que las lesiones humanas ateroesclerosas expresan niveles aumentados de MCP-1 (Braunwald, 2008).

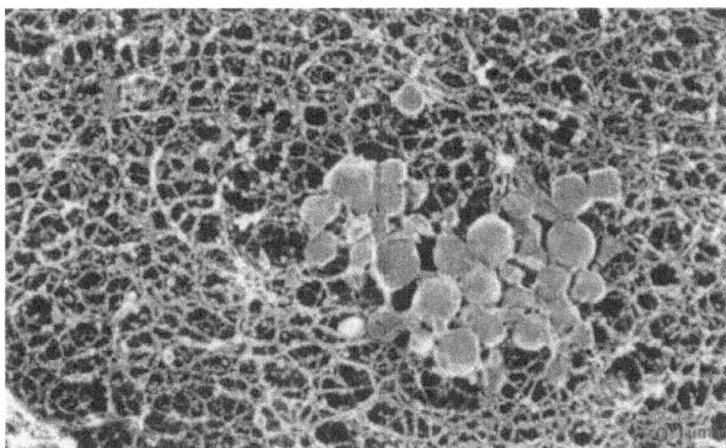

Figura 1. Fotografía a microscopio electrónico de una aorta de conejo a la que se le inyectaron lipoproteínas de baja densidad (LDL). Las partículas redondas de LDL decoran las moléculas de proteoglicano que se encuentran en la íntima. Al unirse a LDL, las moléculas de proteoglicanos pueden retardar su salida de la íntima y así favorecer su acumulación. El LDL asociado a proteoglicanos es susceptible a su oxidación. (Imagen tomada de Braunwald, 2008)

La acumulación de lípidos en el interior de los vasos determina la composición y vulnerabilidad de la placa ateroesclerosa y por lo tanto de sus consecuencias clínicas. Existe evidencia de que los pacientes con hipercolesterolemia presentan anomalías en la composición y función plaquetaria, principalmente colesterol-LDL, colesterol-VLDL y sobretodo colesterol-LDL oxidado (OxLDL), el cual contiene apolipoporteínas B-100. Estos incrementan la activación plaquetaria, mientras que el colesterol-HDL ha demostrado tener un efecto antiaterogenica en la función plaquetaria (Siegel-Axel, 2008).

Problemas locales en el fluido sanguíneo pueden inducir alteraciones que promueven la ateroesclerosis temprana. Sin embargo, la localización de sitios de lesión se da principalmente en porciones proximales de las arterias después de puntos de ramificación o bifurcaciones, lo que sugiere las bases de la hidrodinámica del desarrollo de lesiones tempranas. Las arterias con pocas ramificaciones tienden a no desarrollar ateroesclerosis (Järvisalo, 2001).

El monocito una vez que es reclutado por la intima arterial, puede fagocitar lípidos y convertirse en una célula espumosa. Aunque la mayoría de las células pueden expresar el clásico receptor de membrana para lipoproteínas de baja densidad, este receptor no media la acumulación de células espumosas, pues la formación de células espumosas está regulada por el colesterol. Tan pronto como la célula colecta suficiente colesterol-LDL de acuerdo a sus necesidades metabólicas, un elegante mecanismo de control transcripcional apaga la expresión del receptor (Gautier, 2009).

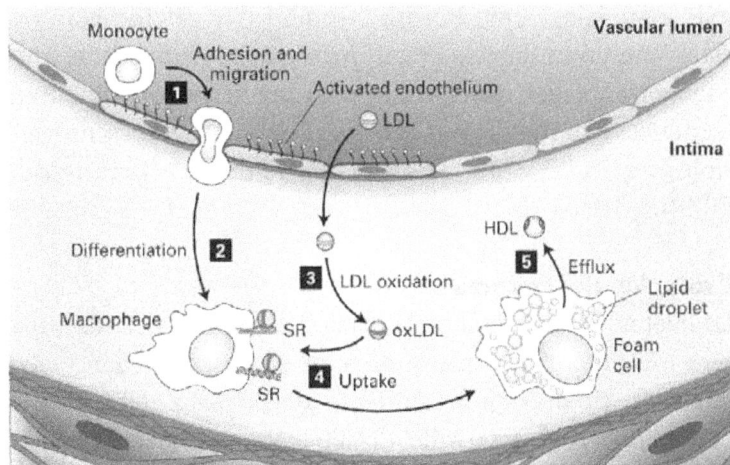

Figura 2. Esquema que representa la migración de macrófagos a la intima y la endocitosis del colesterol-LDL, para la formación de células espumosas. (Imagen tomada de Lodish, 2005).

En lugar del clásico receptor de LDL, muchas moléculas conocidas como receptores "scavenger" median la característica entrada excesiva de lípidos en la formación de las células espumosas. Los receptores "scavenger" tienden a unirse a lipoproteínas modificadas más que a las nativas y aparentemente participan en su ingreso. Una vez que los macrófagos se encuentran en la íntima se convierten en células espumosas y se replican.

Uno de los co-factores mitogénicos que induce la división celular de los macrófagos en la ateroesclerosis es el factor estimulante de colonias de macrófagos (M-CSF). Otros factores mitogénicos incluyen la interleucina 3 (IL-3) y el factor estimulante de colonias de granulocitos-macrófagos (GM-CSF). En un ateroma naciente, la lesión consiste principalmente en macrófagos llenos de lípidos. Características más complejas como fibrosis, trombosis y calcificación no están presentes en esta etapa, pero son precursoras de ateromas complejos. Muchas líneas de investigación presentan evidencia que sugiere que las placas grasas pueden ser reversibles totalmete o por lo menos parte de ella (Braunwald, 2008).

Evolución del ateroma
La evolución continua de la placa del ateroma produce una serie de fenómenos que aumentan el riesgo de daño vascular. El tiempo de crecimiento de la placa del ateroma es variable y el desarrollo del estrechamiento o estenosis puede ser ya sea muy rápido, ocurriendo en un periodo de meses; lento, tardando años o permanecer estable. En este último caso, no se produce un aumento de la lesión (Torres Morera, 2002). La placa puede crecer bruscamente debido a una hemorragia intralesional, producto de la ruptura de los capilares existentes en su interior, así como por la ulceración de la placa del ateroma y la presencia de trombos adheridos a su superficie. Estas complicaciones comúnmente están involucradas en el desarrollo de isquemia de las zonas afectadas, producto de embolismo y oclusión trombótica del vaso (Herrera, 2006).

Se han descrito una serie de factores que pueden contribuir al crecimiento rápido de las placas de ateroma, entre los cuales se destacan la persistencia de hipertensión arterial, tabaquismo, diabetes mellitus mal controlada, aumento en la concentración de fibrinógeno y de colesterol en la fracción de LDL, como se mencionó con anterioridad. Por otra parte, mediante experimentos con animales, estudios epidemiológicos e investigación clínica, se ha sido establecido que el desarrollo de procesos inflamatorios iniciados por colesterol-LDL y mediados por mecanismos inmunológicos son uno de los principales agentes causales de la aterosclerosis (Altman, 2003; Hansson & Hermansson, 2011).

2. Inmunidad innata y adaptativa

Los mediadores de la inmunidad innata y adquirida intervienen en varias etapas, promoviendo e incluso inhibiendo la aterosclerosis. En etapas tempranas, una vez iniciado el depósito subendotelial de lípidos, se produce la activación de la respuesta inmune en la lesión aterosclerótica de manera coordinada, en la que se percibe como agente patógeno potencial a diferentes especies de OxLDL, resultando en la puesta en marcha de un programa genético que desencadena el reclutamiento, retención y activación de células inmuno-inflamatorias. En etapas iniciales, las células endoteliales son activadas por OxLDL y, posiblemente, por el flujo arterial turbulento, conduciendo a la expresión de moléculas de adhesión como E-selectinas y VCAM-1 en la superficie endotelial de la arteria. Esto actúa sinérgicamente con una serie de quimiocinas que atraen a monocitos, células dendríticas (DCs) y células T. Posteriormente, monocitos circulantes que penetran en la pared de la arteria se transforman en macrófagos, producto de la estimulación generada por el *factor estimulante de colonias de macrófagos* generado por las células endoteliales activas. Estos macrófagos fagocitan partículas OxLDL transformándose en células espumosas.

Por otra parte, las DCs componentes del sistema inmunitario innato patrullan las arterias para tomar componentes de las LDL para su posterior presentación de antígenos en nodos linfáticos. Una vez activadas estas células durante la aterogénesis, pueden inducir el inicio de la respuesta inmune adaptativa (Hansson & Hermansson, 2011).

La inmunidad adaptativa representa una respuesta algo retrasada pero precisa del sistema inmune a los antígenos recién expuestos. Esta inmunidad es mediada por mutaciones somáticas de los receptores de antígenos, tales como receptores de células T y receptores de células B, que dan lugar a la inmunidad celular y humoral específica y de alta afinidad, mediada por anticuerpos, citotoxicidad celular dependiente de anticuerpos, citocinas y quimiocinas (Figura 3) (Chien, 2004).

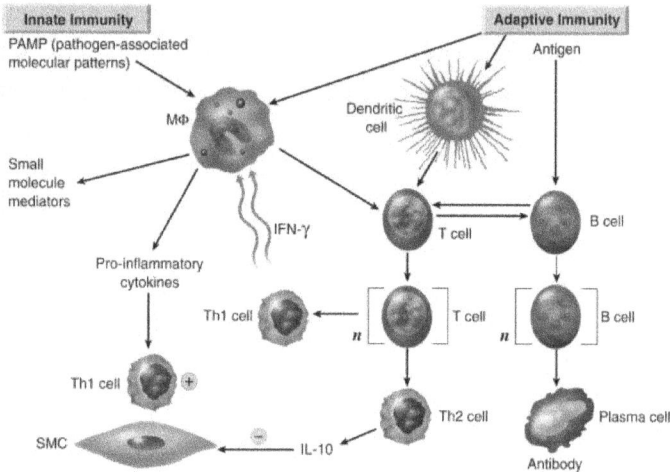

Figura 3. Inmunidad innata y adaptativa en la atereosclerosis. Diagrama de las vías de inmunidad innata (izquierda) y adaptativa (derecha) que operan durante la aterogénesis. IFN-γ= interferón-γ; MΦ = macrófago; SMC= células de musculatura lisa; Th = linfocitos T colaboradores. (Imagen tomada de Bonow, 2011).

En la lesión aterosclerótica crónica se presentan todos los componentes patológicos de una respuesta immune-inflamatoria típica, incluyendo la presencia de monocitos y macrófagos, células dendríticas, células T, inmunoglobulinas específicas de antígeno, activación del complemento, e incluso mastocitos, sólo con la excepción de la ausencia de neutrófilos (Figura 4) (Chien, 2004; Theroux, 2010).

3. Mecanismos de Inflamación en la aterogénesis

La inflamación está íntimamente ligada al inicio, progresión y complicación de la ateroesclerosis, siendo uno de los principales agentes causales de la patogenia. Factores de transcripción nuclear, macrófagos y linfocitos participan y modulan los mecanismos inflamatorios asociados con la rotura o la erosión de la placa, que culmina en muchos casos con el síndrome coronario agudo (SCA) (Piñón, 2005).

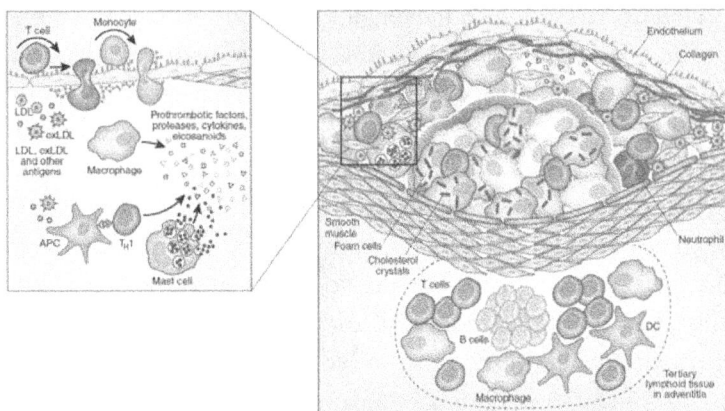

Figura 4. Componentes inmunológicos de la placa aterosclerótica. El ateroma tiene un núcleo de lípidos, incluyendo cristales de colesterol, células vivas y apoptóticas, una capa fibrosa con células de músculo liso y colágeno. Las lipoproteínas plasmáticas se acumulan en la región subendotelial. Están presentes varios tipos de células del sistema de respuesta inmunitaria en todo el ateroma incluyendo macrófagos, células T, células cebadas o mastocitos y células dendríticas (DC). El ateroma se acumula en la íntima, la capa más interna de la arteria. Fuera de la íntima, el medio contiene células de músculo liso que regulan la presión sanguínea y la perfusión regional, y más abluminal, la adventicia continúa en el tejido conectivo circundante. Aquí, las células de la respuesta inmune se acu-

mulan fuera del avanzado ateroma y puede desarrollarse en estructuras linfoides terciaria con centros germinales. APC, célula presentadora de antígenos. (Imagen tomada de Hansson & Hermansson, 2011).

En la actualidad se ha descrito a la aterosclerosis como una enfermedad inflamatoria crónica de la pared arterial que involucra mecanismos de inmunidad celular y humoral, con similitud a reacciones de hipersensibilidad retardada, ya que presentan respuesta de mayor duración que incluyen infiltrado de leucocitos y proliferación de fibroblastos (Rodríguez, 2009). Los cambios patológicos que ocurren en la pared arterial durante la aterogénesis resultan de las fallas producidas en su homeostasis normal. En las etapas iniciales se activan mecanismo protectores, posiblemente debido a la expresión de genes inducida por alteraciones en el flujo arterial. Dentro de éstos genes figuran los que codifican a formas de la enzima superoxido dismutasa y óxido nítrico sintetasa. La primera enzima ejerce su función reduciendo el estrés oxidativo al catabolizar el perjudicial y reactivo anión superóxido (O_2^-), mientras que la enzima óxido nítrico sintetasa endotelial se encarga de producir óxido nítrico, que presenta un conocido efecto vasodilatador. Se cree que mediante esta acción vasodilatadora el óxido nítrico puede resistir la activación de la inflamación inducida por células endoteliales y la expresión de las moléculas de adhesión VCAM-1. El óxido nítrico parece ejercer esta acción a nivel de expresión génica mediante la interferencia ejercida sobre el importante factor de transcripción el factor nuclear kappa B (NF-κB), inducida por el incremento en la producción de IκBα. NF-κB regula numerosos genes participantes en la respuesta inflamatoria y en la aterogénesis (Bonow, 2011).

Se ha señalado como evento temprano en la aterogénesis la disfunción del endotelio vascular, caracterizada por la disminución de la biodisponibilidad del óxido nítrico y la retención de lipoproteínas en la íntima arterial. Estos procesos promueven la liberación de citocinas y quimiocinas que contribuyen al reclutamiento de leucocitos. Los proteoglicanos de la íntima arterial, retienen y modifican las lipoproteínas aumentando su tasa de fagocitosis en macrófagos, mediada, en su mayoría, por los receptores "scavenger" clase A y clase B en el caso de las OxLDL, provocando la producción de mediadores proinflamatorios del tipo citocinas, como el Factor de Necrosis Tumoral alfa (TNF-α), Interleuquina (IL)-1β, IL-6, IL-12 e IL-18, eicosanoides y lípidos como el factor activador de plaquetas. Estos permiten la activación de células T en linfocitos T cooperadores (Th1), capaces de reconocer como autoantígenos epítopes específicos sobre las OxLDL y las proteínas de choque térmico, amplificándose así la respuesta inflamatoria. Los macrófagos que han internalizado lipoproteínas, se transforman en células espumosas (figura 2), que acumuladas en la íntima arterial constituyen las estrías de grasas, primera etapa de la aterosclerosis (Rodríguez, 2009; Benozzi, 2010).

1. Migración y proliferación de las células del músculo liso

Mientras que algunas CML probablemente llegan a la íntima arterial en etapas tempranas de la vida, al avanzar el ateroma, en un proceso mediado por citocinas y factores de crecimiento producidos por las células presentes en la íntima arterial, como por ejemplo el factor de crecimiento derivado de plaquetas (PDGF) secretado por macrófagos activos que presenta una conocida función estimuladora del crecimiento y quimioatrayente de células de origen mesenquimal (Trojanowska, 2008), se induce la migración de las CML desde la túnica media hacia la íntima, donde proliferan y cambian su fenotipo de elástico a uno secretor menos maduro, morfológicamente diferente, que presenta una mayor cantidad de retículo endoplasmático rugoso y exhibe elevados niveles de una isoforma embrionaria de miosina de la musculatura lisa (Benozzi, 2010; Bonow, 2011).

Se han realizado estimaciones que la tasa de división de las CML en las lesiones ateroscleróticas humanas es menor del 1%, pero aún con esta baja replicación se podría producir acumulación considerable de estas células durante décadas de evolución de la lesión (Bonow, 2011).

2. CML durante la aterogénesis

Además de la replicación de las CML, se pueden producir complicaciones en la placa aterosclerótica producto de la muerte de esas células. Algunas de las CML en ateromas avanzados presentan fragmentación de su ADN nuclear, proceso característico de la muerte celular programada o apoptosis. Esto último puede ocurrir en respuesta a citocinas inflamatorias presentes en el ateroma en evolución. Fuera de las citocinas solubles que pueden desencadenar la muerte celular programada, las células T en el ateroma pueden participar en la eliminación de algunas CML mediante la expresión del ligando *Fas*, proteína de membrana miembro de la familia del factor de necrosis tumoral (TNF) que, en conjunto con las citocinas proinflamatorias solubles, conducen a la muerte de las CML. Por lo tanto, la acumulación de las CML en la placa aterosclerótica se debe a la competencia entre replicación y muerte celular (Benozzi, 2010; Bonow, 2011).

3. La matriz extracelular

Representa la mayoría del volumen de una placa aterosclerótica avanzada. Las macromoléculas principales de la matriz extracelular que se acumulan en ateroma incluyen a los colágenos intersticiales (tipo I y III) y proteoglicanos tales como versicano, biglicano, agrecano y decorina. Las fibras de elastina también pueden acumularse en las placas ateroscleróticas. Las CMLs arteriales producen estas moléculas de la matriz en la enfermedad, tal como lo hacen durante el desarrollo y mantenimiento de la arteria normal. Se ha descrito que los estímulos para la producción excesiva de colágeno por las CML incluyen PDGF y al factor de crecimiento transformante beta (TGF-β) que estimula la producción de matriz extracelular (Grainger, 2007). Este último es constituyente de gránulos plaquetarios, y producto de muchos tipos de células encontradas en las lesiones, incluyendo las células T reguladoras (Bonow, 2011).

La secreción de matriz extracelular también depende de un equilibrio, al igual que la acumulación de las CML. En el caso de la matriz extracelular, la contraparte de la biosíntesis de moléculas es la ruptura catalizada, en parte, por enzimas catabólicas conocidas como metaloproteinasas de matriz (MMP), que se encargan de su remodelado. La disolución de las macromoléculas de la matriz extracelular está involucrada en la migración de las CML a medida que penetran a través de la densa matriz extracelular desde la media a la íntima.

Probablemente la ruptura de la matriz extracelular también está involucrada en la remodelación arterial que acompaña el crecimiento de la lesión ateromatosa. Durante sus etapas tempranas, las placas crecen hacia fuera, en dirección abluminal, en lugar de hacia dentro, de manera que produce estenosis luminal. Este crecimiento hacia el exterior de la íntima conduce a un aumento en el calibre de toda la arteria. La remodelación positiva o ampliación compensatoria debe implicar rotación de las moléculas de la matriz extracelular para acomodar el crecimiento circunferencial de la arteria. La estenosis luminal tiende a ocurrir sólo después de que la placa excede al 40% del área de la sección transversal de la arteria (Bonow, 2011).

4. Angiogénesis en placa

Las placas ateroscleróticas desarrollan su propia microcirculación a medida que crecen, debido a la migración y a la replicación endotelial. Los microvasos probablemente se forman en respuesta a los péptidos angiogénicos sobreexpresados en el ateroma. Estos factores de angiogénesis incluyen al factor de crecimiento endotelial vascular (VEGF), formas de factores de crecimiento de fibroblastos, el factor de crecimiento placentario (PlGF), y la oncostatina M.

Los microvasos dentro de placas probablemente proporcionan un área superficial relativamente grande para el tráfico de leucocitos, que podría incluir tanto la entrada y salida de los éstos. También puede permitir el crecimiento de la placa, ya que permite superar las limitaciones de la difusión de oxígeno y suministro de nutrientes, en analogía con el concepto de factores angiogénicos tumorales y el crecimiento de lesiones malignas. Finalmente, los microvasos son propensos a rupturas; hemorragia y trombosis *in situ* podría promover la proliferación local de las CML y la acumulación de la matriz en el área inmediata a la alteración microvascular (Bonow, 2011).

5. Mineralización de la placa

Las placas suelen desarrollar áreas de calcificación en su evolución. Algunas subpoblaciones de CML pueden fomentar la calcificación mediante una mayor secreción de citocinas, tales como las proteínas morfogenéticas de hueso (BMPs), homólogos de TGF-β. La calcificación del ateroma comparte muchos mecanismos de formación de hueso. El ligando del receptor de NF-kappa B (RANKL), un miembro de la familia del TNF, parece promover la formación de las CML mineralizadas a través de la vía dependiente de la proteína morfogénica ósea-4 (BNP4). Además, se ha descrito que el factor de transcripción Runx-2, activado entre otros estímulos mediadores por la inflamación y estrés oxidativo, puede promover la formación de las CML minerales mediante la activación de AKT, también conocida como proteína cinasa B, involucrada en señalización de múltiples procesos celulares como son la proliferación, migración celular y apoptosis (Bonow, 2011).

Referencias

Altman R, Scazziota A: Role of anti-inflammatory drugs in the treatment of acute coronary syndromes. From athero-inflammation to athero-thrombosis. Rev Esp Cardiol. 2003; 56:9-15.

Benozzi S., Coniglio R., Aterosclerosis: biomarcadores plasmáticos emergentes, Acta Bioquím Clín Latinoam 2010; 44 (3): 317-28.

Bonow Robert O., MD, Mann Douglas L., MD, FACC, Zipes Douglas P., MD and Libby Peter, MD. Braunwald's Heart Disease: A Textbook of Cardiovascular Medicine, Saunders, Elsevier, Philadelphia, 9th Ed. PA USA. 2011.

Braunwald E. BRAUNWALD'S Heart Disease A Textbook of Cardiovascular Medicine 8a edicion, Saunders, Elsevier, Philadelphia, PA USA,2008.

Chien, Kenneth. Molecular Basis of Cardiovascular Disease, 2nd ed., 2004, Saunders, Elsevier, Philadelphia, PA USA.

Gautier E.L., Jakubzick C. and Randolph G.J. Regulation of the Migration and Survival of Monocyte Subsets by Chemokine Receptors and Its Relevance to Atherosclerosis. Arterioscler Thromb Vasc Biol. 2009; 29:1412-1418.

Grainger DJ. TGF-β and aterosclerosis in man. Cardiovasc Res. 2007; 74(2):213-22.

Hansson Göran K & Hermansson Andreas. The immune system in atherosclerosis, Nat Immunol. 2011; 12(3):204-12.

Heinecke JW: Oxidative stress: new approaches to diagnosis and prognosis in atherosclerosis. Am J Cardiol 2003; 91:12A.

Herrera E. L., Valenzuela C., Hernández J., Férez S. De la placa vulnerable solitaria, a la coronariopatía de múltiples vasos. De sus fundamentos, a las implicaciones terapéuticas modernas. Una realidad clínica en el espectro de los SICA. Arch Cardiol Mex. 2006; 76 (1):6-34.

Järvisalo M.J., Jartti L., Näntö-Salonen K., Irjala K., Rönnemaa T., Mikko J.J. Increased Aortic Intima-Media Thickness: A Marker of Preclinical Atherosclerosis in High-Risk Children. Circulation. 2001; 104:2943-2947.

Jeng-Jiann C. and Shu C. Effects of Disturbed Flow on Vascular Endothelium: Pathophysiological Basis and Clinical Perspectives. Physiol Rev. 2011.91: 327–387.

Lodish H., Berk A., Matsudaira P., Kaiser CA., Krieger M., Scott M.P., Zipursky SL., Darnell J. Biología Celular y Molecular. 5ª edición. Ed. Médica Panamericana. Buenos Aires, Argentina. 2005.

Piñón Pablo. Inflamación y arteriosclerosis.Hipertensión; 22(4): 173-182. 2005.

Rodríguez G., Mago N., Rosa F. Role of inflammation in atherogenesis. Invest Clin. 2009; 50(1): 109 – 129.

Siegel-Axel D., Daub K., Seizer P., Lindemann S., and Gawaz M. Platelet lipoprotein interplay: trigger of foam cell formation and driver of aterosclerosis. Cardiovascular Research. 2008; 78: 8–17.

Theroux Pierre: Acute Coronary Syndromes: A Companion to Braunwald's Heart Disease, 2nd ed., Saunders Publisher Elsevier, Philadelphia, PA USA. CHAPTER 8 – The Immune System in Acute Coronary Syndrome Kuang-Yuh Chyu, Prediman K. Shah. 2010.

Torres Morera, Luis Miguel. Tratado de cuidados críticos y emergencias, Tomo II 2002, Arán ediciones, España.

Trojanowska M. Role of PDGF in fibrotic diseases and systemc sclerosis. Rheumatology 2008; 47(suppl 5):v2-v4.

Williams KJ, Tabas I. Lipoprotein retention–and clues for atheroma regression. Arterioscler Thromb Vasc Biol 2005; 25:1536.

GENÉTICA DE LA OBESIDAD

Ana Cecilia Cepeda Nieto
Rocío Janeth Gaytán Esquivel
Mauricio A. Salinas Santander
Alejandro Zugasti Cruz

A través de la evolución, la célula ha adquirido y perfeccionado una memoria genética donde está registrada toda la información necesaria para fabricar con riguroso control de calidad, todas las proteínas requeridas para los procesos vitales.

El material genético dentro del núcleo celular de todos los tejidos que conforman a los humanos, animales y plantas es el ácido desoxirribonucélico (ADN). El modelo del ADN propuesto por Watson y Crick en 1953, permitió explicar cómo era posible mantener constante una característica genética durante varias generaciones (Luque Cabrera, 2002).

Hoy en día sabemos que el ADN de los seres vivos contiene toda la información genética de nuestro organismo y es el responsable de dirigir las funciones de las células. El ADN está constituido por 4 unidades básicas, Adenina (A), Guanina (G), Citocina (G) y Timina (T). Estas unidades, conocidas como nucleótidos, se encuentran unidos por enlaces covalentes, formando dos largas cadenas de DNA de aproximadamente 2 metros de longitud. Las dos cadenas de polinucleótidos son antiparelelas, es decir que mientras una cadena se encuentra en sentido 5'-3', la otra se encuentra en sentido opuesto 3'-5'; ambas cadenas se unen por puentes de hidrógeno que se forman entre las bases nitrogenadas G-C y A-T (Luque Cabrera, 2002). El ADN se encuentra altamente compactado dentro del núcleo de cada célula, formando lo que llamamos cromosomas. Cada cromosoma constituye una molécula de ADN independiente, constituida por muchas unidades llamadas genes, que son la base de la herencia. Los genes juegan un papel crucial para el control de la variabilidad fenotípica, incluyendo la susceptibilidad para las enfermedades (Luque Cabrera, 2002).

Un gen es un fragmento de ADN cuyo mensaje codifica para una proteína y es ésta proteína quien lleva a cabo las funciones dentro de la célula. Si la proteína no es traducida correctamente, esto altera su plegamiento o estructura tridimencional, y por tanto su función; como consecuencia a esta alteración, se desencadena una enfermedad.

El humano posee 46 cromosomas, 23 que han sido heredados de nuestra madre y los otros 23 de nuestro padre. Todas las células de nuestro cuerpo presentan la misma información genética en los 23 pares de cromosomas, sin embargo la expresión de proteínas es tejido-específica, es decir, difiere de tejido a tejido debido a la expresión diferencial de genes (Luque Cabrera, 2002).

Cuando hablamos de una enfermedad genética, generalmente se habla de un padecimiento médico cuya causa son alteraciones (mutaciones) en la secuencia del ADN de un gen, que llegan a alterar la estructura y la función de una proteína.

Existen enfermedades cuya causa es la mutación de un gen localizado en un cromosoma específico (enfermedades monogénicas) sin embargo, existen otros padecimientos conocidos como poligénicos, donde la alteración de varios genes es la causa de la enfermedad. La obesidad es catalogada como un padecimiento multifactorial, pues varios genes son los responsables y existe una gran influencia del ambiente para que la enfermedad se manifieste (falta de ejercicio, dieta rica en grasas y carbohidratos, etc).

A nivel poblacional, existen variaciones alélicas en la secuencia de ADN de los genes conocidos como polimorfismos. Estas variaciones alélicas no son consideradas como mutaciones pues aparecen en un porcentaje alto de la población (al menos el 1%). Un polimorfismo puede consistir en la sustitución de una simple base nitrogenada en el ADN (por ejemplo la sustitución de A (adenina) por una C (citosina) o puede ser más complicado (por ejemplo la repetición de una secuencia determinada de ADN). Los polimorfismos de un gen pueden estar asociados a la presencia de una enfermedad y ser factores de predisposición genética para el padecimiento de esta enfermedad (Luque Cabrera, 2002).

Los seres vivos funcionamos y nos perpetuamos gracias a nuestra capacidad de obtener energía del medio ambiente (alimentación). Esta energía es utilizada en el organismo para realizar trabajos y procesos celulares, como son la conducción de señales eléctricas en el cerebro, el trabajo mecánico y el transporte celular.

El organismo tiende a conservar estable su masa corporal, si las condiciones ambientales y los factores genéticos no afectan el equilibrio existente entre la ingesta alimentaria y la actividad que desarrolla. Si la ingestión de energía es igual a su gasto, se dice que el organismo se encuentra en equilibrio de energía y no se presenta ningún cambio en la masa corporal; sin embargo, cuando existe un desequilibrio entre la entrada, el almacenamiento y el gasto de energía, donde la introducción de energía es superior al gasto de la misma, tenemos como resultado un exceso de masa corporal conocido como OBESIDAD (Luque Cabrera, 2002).

La obesidad se ha convertido en un problema importante debido a sus vínculos con la diabetes tipo 2, hipertensión, dislipidemia y el síndrome de resistencia a la insulina (Freedman, 1999; Hjelmborg, 2008). La obesidad se define con base en las medidas antropométricas tales como la altura, el peso y la circunferencia de cintura (Bray, 2003). De acuerdo a esto, los sujetos son clasificados como sujetos con sobrepeso y obesidad si el Índice de Masa Corporal (IMC) (peso en Kg dividido entre la altura en metros cuadrados), es superior a 25 kg/m^2 y superior a 30 kg/m^2, respectivamente, según la clasificación realizada por la Organización Mundial de la Salud (OMS, 2002).

Estudios recientes demuestran que la prevalencia e incidencia del sobrepeso y obesidad en México han aumentado de manera progresiva durante los últimos dieciséis años y de modo alarmante en los últimos 20 años, hasta alcanzar cifras de 10 a 30% en la infancia, 30-40% en la adolescencia y hasta 60-70% en los adultos (Calzada, 2002) La Encuesta Nacional de Salud (ENSA) en el 2006 encontró que, uno de cada tres hombres o mujeres adolescentes tiene sobrepeso u obesidad. Esto representa alrededor de 5 757 400 adolescentes en el país (ENSA 2006).

La obesidad es una enfermedad de etiología compleja y resulta de los efectos combinados de diversos genes, el medio ambiente, y las interacciones entre estos factores (Rosmond, 2003). Para que se desarrolle la obesidad en una persona, puede existir una predisposición genética, sin embargo, solo en ciertas enfermedades, relativamente raras, la genética es el factor determinante del fenotipo obeso de la persona. Por encima del factor genético se encuentra el ambiente y la relación gen-ambiente, el cual tiene un peso muy importante en el desarrollo de la obesidad. Existen pocos ejemplos en los que la obesidad se puede explicar únicamente con bases genéticas (solo el 6% de los casos de obesidad grave). Generalmente la obesidad responde a un esquema de conducta (por un lado la cantidad de alimentos ingeridos y por otro el gasto energético o actividad física). Es importante mencionar que la investigación genética de los aspectos conductuales es compleja y difícil.

Ejemplos donde la obesidad extrema que se expresa en el fenotipo depende principalmente del factor genético, son el Síndrome de Prader-Willi, Sindrome de Bardet-Bieldl y Síndrome de Angelman (Sinnema, 2010).

El síndrome de Prader-Willi es una enfermedad autosómica dominante, que se caracteriza por generar hipotonía, retraso mental, baja estatura, hipogonadismo hipogonadotrofico, hiperfagia y obesidad. Se ha observado que en estos pacientes los niveles de la hormona ghrelina en sangre son hasta 4.5 veces más altos que los presentes en una persona normal. La hormona ghrelina ha sido relacionada con la regulación del apetito y por lo tanto con la hiperfagia. (O'Rahilly, 2006)

El síndrome de Bardet-Biedl, es una enfermedad autosómica recesiva rara (prevalencia menor a 1/100 000), caracterizada por obesidad, retraso mental, extremidades dismorficas, distrofia retinal o retinopatía pigmentaria, hipogonadismo y anormalidades estructurales de riñón. En este síndrome se ha visto que se afectan proteínas involucradas en la función de los centrómeros y los cuerpos basales, en la función de los cilios y flagelos, así como en el tráfico intracelular. Parece que el rol de estas proteínas y organelos es importante en el balance energético, desarrollo cognoscitivo y desarrollo renal. (O'Rahilly, 2006)

A pesar de que los factores ambientales, tales como la escasa actividad física y el consumo excesivo de comida, han originado el incremento en el número de personas que padecen sobrepeso u obesidad, se estima que los factores genéticos explican la variación en los IMC del 40-90% de la población (Wardle, 2008; Frayling, 2007). Se cree que con la identificación de los factores genéticos responsables del riesgo de padecer obesidad, se conocerá el aspecto básico de la biología del balance energético, y se darán a conocer moléculas blanco para las intervenciones terapéuticas. El conocimiento de factores genéticos que predisponen a la obesidad ha aumentado de manera rápida en los últimos años, y la tecnología genómica ha permitido encontrar polimorfismos en diferentes genes asociados con la obesidad (Blakemore, 2009). En el año 2007, se dio a conocer el primer gen asociado con la masa corporal humana, conocido como gen *"FTO"* ("Fat mass and obesity-associated gene") (Fraylin, 2007). Recientemente, estudios de asociación genómica han correlacionado polimorfismos de un solo nucleótido entre el genoma y las variaciones de masa entre los individuos; por ejemplo, se han detectado asociaciones fuertes entre polimorfismos del gen *FTO* con el IMC (Fraylin, 2007; Cecil, 2008; Katherine, 2010). La asociación entre los polimorfismos del gen *FTO* y el IMC, así como el riesgo de padecer sobrepeso u obesidad al presentar estos polimorfismos del gen *FTO*, ha sido confirmada en diversas poblaciones (Do, 2008; Grant, 2008; Hertel, 2008; Hinney, 2007; Hotta, 2008; Hubacek, 2008).

El efecto de los polimorfismos del gen *FTO* en la obesidad es modesto, pues se ha encontrado que en aquellos individuos homocigotos para el alelo de riesgo, tienen un sobrepeso de 3kg más que aquellos individuos homocigotos para el alelo protector (Fraylin, 2007). Es importante aclarar que la asociación entre los polimorfismos de un gen con la obesidad no significa que estos factores genéticos sean la causa de dicho padecimiento.

El gen *FTO* ha sido asociado con el consumo de alimento y con la reducida respuesta de saciedad (Cecil, 2008). Se sabe que el RNA mensajero del gen *FTO* se expresa de manera ubicua, con altos niveles de expresión en el cerebro y el hipotálamo. Esto es importante debido a que el hipotálamo es el sitio clave para la regulación del balance de energía, y los genes responsables de la obesidad monogénica actúan en el hipotálamo para regular el apetito (Woods, 2008; Katherine, 2010).

Existen ratones transgénicos con deficiencias en la expresión del gen *FTO* (*FTO -/-*), e interesantemente, en estos ratones se ha observado una reducción en la masa corporal respecto a los ratones control (Katherine, 2010).

A pesar de los progresos en la investigación del gen *FTO*, los mecanismos por los cuales los polimorfismos en este gen influencian la masa corporal humana, aún permanecen sin aclararse.

A partir del descubrimiento de la asociación de la región polimórfica del gen *FTO* con la obesidad, los estudios de asociación genómica han sido exitosos para la identificación de diversos locis de riesgo para la obesidad en diversos genes como son los genes Neurexin 3 (*NRXN3*), Receptor 4 de la Melanocortina (*MC4R*), Desaminasa Glucosamina Fosfato (*GNPDA2*), Kinasa (*TNNI3K*), Péptido Glutaminil-Ciclo-transferasa (*QPCTL*), y Factor Nuerotrópico Derivado del Cerebro (*BDNF*) (Zhao, 2011).

Se conocen más de 118 genes asociados con la obesidad (Jiao, 2008; Murugesan, 2010), entre los cuales revisten importancia los siguientes genes: Leptina (*LEP*), Receptor de la Leptina (*LEPR1*), Receptor de la Melanocortina 4 (*MC4R*), Adiponectina (*ADIPOQ*), Hormona Liberadora de Corticotropina (*CRHR1*), Prohormona Convertasa 1 (*PC1*), Pro-opiomelanocortina (*POMC*) y Resistina (*RETN*).

Recientemente, a partir de ratones modelos de obesidad poligénica ("fat mouse") se han identificado nuevos genes de obesidad con expresión tejido específica en el tejido adiposo (*C1qr1, Np3r, Thbs1, Ppp1r3d, Tmepai, Trp53inp2, Ttc7b, Tuba1a, Fgf13,* y *Fmr*), algunos de los cuales revelaron tener efectos funcionales consistentes con su contribución con la obesidad (Morton, 2011).

La obesidad, el síndrome metabólico y la diabetes mellitus tipo 2 son tres enfermedades interrelacionadas que comparten mecanismos de aparición y evolución y con frecuencia se van combinando sucesivamente y ocasionan complicaciones cardiovasculares. El paciente obeso está sometido a una mayor mortalidad que el delgado y mayor riesgo de padecer DM, que a su vez perjudica aún más su perspectiva de vida (Alegría, 2008).

La obesidad se considera la principal causa tratable de DM. Para prevenir ésta última es obligada la pérdida de peso en todo obeso, sobre todo si tiene antecedentes familiares de DM y obesidad central, mediante un plan de dieta, ejercicio físico y moderación de los hábitos de vida. La DM2 aparece cuando los requerimientos de insulina de ciertos individuos predispuestos genéticamente superan la capacidad secretora de insulina de sus páncreas.

La resistencia a la insulina es un fenómeno todavía mal conocido, en cuya génesis pueden colaborar mecanismos genéticos, adquiridos o mixtos. La obesidad es precisamente la causa más frecuente de este defecto, aunque su origen no se conoce con precisión.

Investigaciones realizadas desde la década pasada han proporcionado evidencia de que la inflamación constituye uno de los procesos críticos asociados con el desarrollo de la resistencia a la insulina, la diabetes y las enfermedades relacionadas a ella. Hoy en día, la obesidad es considerada como un estado de inflamación crónico de bajo grado (Tzanavari, 2010).

El tejido adiposo, además de tener un papel fisiológico como tejido de almacenamiento de energía, es también el principal órgano endócrino de secreción de diversos factores cuyos niveles locales o circulantes se ven afectados por el grado de adiposidad. En la mayoría de los pacientes obesos, la obesidad se encuentra asociada con un grado bajo de inflamación del tejido adiposo blanco, lo que resulta en una activación crónica del sistema inmune innato, que subsecuentemente desencadena la resistencia a la insulina, fallas en la tolerancia a la glucosa y la diabetes. Reportes han indicado que durante la obesidad, el tejido adiposo blanco es infiltrado por macrófagos, los cuáles podrían ser la principal fuente local de citocinas pro-inflamatorias (Bastard 2006, Tzanavari 2010). De manera interesante, la pérdida de peso se asocia con una reducción en la infiltración de macrófagos y una mejora en el perfil de expresión de genes relacionados con la inflamación (Tzanavari, 2010).

El Factor de Necrosis Tumoral–alfa (TNF-a) es uno de los factores importantes en el desarrollo y curso de la inflamación. Constituye la primera citocina proinflamatoria reportada en la literatura por presentar niveles de expresión incrementados en el tejido adiposo de ratones obesos (Tzanavari, 2010; Pyrzak 2010). La citocina TNF-a es expresada y secretada principalmente en el tejido adiposo y los niveles elevados de esta citocina han sido asociados con la obesidad y la resistencia a la insulina (Brand, 2001; Pyrzak, 2010). Más aún, las terapias encaminadas a neutralizar las acciones del TNF-a y de sus receptores, han sido sugeridas como tratamiento prometedor para la resistencia a la insulina y la diabetes tipo 2 (Tzanavari, 2010). Diversos estudios genéticos a nivel población han sugerido una asociación entre los polimorfismos presentes en el gen *TNF*-a y los fenotipos relacionados la obesidad (Corbalán, 2004; Pyrzak, 2010).

Hoy en día, la obesidad es considerada como un estado de inflamación crónico de bajo grado (Tzanavari, 2010). Reportes han indicado que el tejido adiposo del obeso es infiltrado por macrófagos, los cuáles podrían ser la principal fuente local de citocinas pro-inflamatorias (Bastard, 2006; Tzanavari, 2010). El TNF-a s uno de los factores importantes en el desarrollo y curso de la inflamación (Pyrzak, 2010). Esta citocina es expresada y secretada principalmente en el tejido adiposo y los niveles elevados de expresión de TNF-a an sido asociados con la obesidad y resistencia a la insulina (Brand, 2001; Pyrzak, 2010).

El gen que codifica para el TNF-a se encuentra ubicado en el brazo corto del cromosoma 6 (6p21.3), dentro de la región que codifica a los genes del Complejo Mayor de Histocompatibilidad (MHC) clase III. En el *locus* TNF también se ubican los genes de la linfotoxina α (LTA), también conocido como TNF ß y estructuralmente relacionado con TNF α y LT ß (o TNF-C), aproximadamente a 1.000 kb de los genes HLA-DR, genes que también participan en procesos inflamatorios, inducción de la respuesta inmune y procesos de apoptosis.

Se han descrito varios polimorfismos dentro del gen TNF (Figura 1). Hasta el momento, se han descrito cinco microsatélites con múltiples alelos y a partir de ellos, se han conformado diferentes haplotipos (Udalova, 1993). Se han reportado los siguientes polimorfismos de un solo nucleótido (SNP, *single nucleotide polymorphisms*) en la región promotora del gen del TNF-a: -1031 T/C, -863 C/A, -857 C/A, -851 C/T, -419 G/C, -376 G/A, -308 G/A, -238 G/A, y -49 G/A (Mira 1999; Higuchi, 1998). El alelo en la posición -308 (denotado como TNF2) ha sido el más estudiado y está asociado a una alta transcripción del gen de TNF-a (Wilson, 1997). Varios estudios realizados al Norte de la India, han asociado el genotipo -308 G/A con una alta producción de la citocina TNF-a en sangre periférica, después de estimulación *in vitro* con lipopolisacáridos (Das, 2006).

Los polimorfismos G-238A y G-308A se encuentran localizados en el promotor del gen TNF-a (Figura 1), localizado dentro de una posible "caja Y", el cual es una región típica de regulación de la región promotora de los genes del complejo mayor de histocompativilidad clase II, por lo que estos polimorfismos ha sido asociados con la activación transcripcional del gen TNF-a.

La diabetes mellitus se ha clasificado en dos tipos: tipo I y tipo II. Se cree que la diabetes mellitus tipo I es resultado de una eliminación selectiva de células pancreáticas β causada por una reacción autoinmune inflamatoria progresiva.

La diabetes mellitus tipo II es la forma más común de diabetes y la resistencia a la insulina es su principal causa. Se ha encontrado asociación del polimorfismo -308 de TNF-a en pacientes con diabetes tipo I (Deja, 2006; Sookoian, 2005). Das en el 2006 asoció los niveles basales de TNF-a de pacientes con diabetes tipo I y el polimorfismo -308A, y concluyó que el TNF-a puede llevar a incrementar la susceptibilidad de la diabetes tipo I. Lo contrario sucede con los pacientes con diabetes tipo II, que no presentan diferencias significativas con los controles (Yoshioka, 2006; Santos, 2006; Casas, 2008).

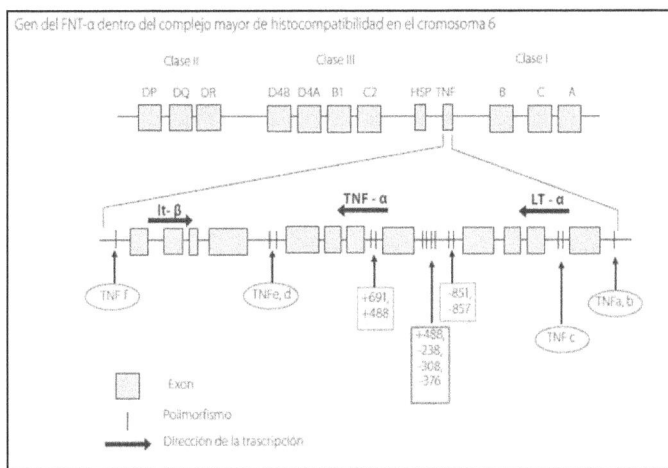

Figura 1. Se muestra el Gen TNF-α dentro del MHC y algunos de sus polimorfismos. (Imagen tomada de Casas, 2008)

Reportes han sugerido que los polimorfismos G-238A y G-308A podrían incrementar la expresión de la citocina TNF-a en el tejido adiposo (Brand, 2001; Pyrzak, 2010). Diversos estudios de asociación genética (casos y controles) han sido realizados en diferentes grupos étnicos con el objetivo de identificar los polimorfismos del gen TNF-a, asociados con la susceptibilidad a desarrollar obesidad (Corbalan, 2004; Brand, 2001; Pyrzak, 2010; Hedayati, 2012). Sin embargo, los resultados son controversiales entre las distintas poblaciones étnicas debido a la heterogeneidad del genoma. Diversos polimorfismos del gen TNF-a han sido reportados en ciertas poblaciones como factores de riesgo para la obesidad (Corbalan, 2004; Brand, 2001), mientras que en otras poblaciones étnicas son reportados como factores negativos de predisposición para la obesidad (Pyrzak, 2010; Hedayati, 2012). A la fecha, no existen estudios en México que analicen la posible asociación de lavariaciones alélicas del gen TNF-a con la susceptibilidad a desarrollar obesidad.

Otras adipocinas expresadas en el adipocito son la leptina y la adiponectina. Estas adipocinas tienen relación con la genética del comportamiento del comer. Las mutaciones presentes en los genes de estas proteínas puede tener como consecuencia que la proteína adipocina no sea elaborada en el adipocito o que sea producida con algún desperfecto, en ambos casos la consecuencia es la falta de actividad biológica de esta proteína en el organismo, lo que genera un descontrol en el manejo de la energía del cuerpo, mismo que desencadena en un desbalance de la masa corporal, culminando en la obesidad.

La leptina es una proteína con la habilidad de reducir los almacenamientos de grasa y ha sido relacionada con el apetito, tiene propiedades anorexigénicas (inhiben el apetito); es codificada por el gen *LEP* y se expresa principalmente en los adipocitos. Sus niveles de expresión incrementan dependiendo de la presencia de grasas en la célula. Se ha demostrado que la proteína leptina tiene un papel como reguladora de la saciedad, del gasto de energía, de la función neuroendócrina y de la competencia reproductiva (Friedman, 1998). Las actividades biológicas de la proteína leptina sobre sus tejidos blanco se llevan a cabo a través de la unión selectiva a un receptor, el receptor de la leptina, codificada por el gen *LEPR1*. (Paracchini, 2005)

La leptina ejerce su acción biológica en el hipotálamo. Estudios realizados en ratón han demostrado que el gen del receptor de la leptina (*LEPR1*) es importante para transmitir la señal de la leptina a las células; el receptor LEPR1 se localiza predominantemente en el hipotálamo y no en otros tejidos (Schwartz, 1996)

Las neuronas presentes en el hipotálamo presentan en su núcleo la información genética para producir una proteína que estimula el apetito, conocida como neuropéptido Y. El neuropéptido Y solo se induce cuando hay ausencia de leptina en el organismo. Por ejemplo, si se presentan mutaciones en el gen *LEP* que provocan la falta de expresión de la proteína leptina en los adipocitos, la señal de ausencia de leptina que llega al hipotálamo induce en las neuronas la producción del neuropeptido Y, proteína estimuladora del apetito. Esto conduce a un descontrol energético que culmina en la obesidad en el organismo.

En la mayoría de los casos de obesidad patológica, el gen de la proteína leptina (*LEP*) no se encuentra mutado, sino que el origen de la obesidad es otro. Se han encontrado mutaciones del gen de la leptina humana en casos muy raros de obesidad congénita. En estos pacientes, la característica es el apetito imposible de saciar y la obesidad extrema (86 kg a los ocho años de edad). En 1997, se reportaron los primeros casos de obesidad severa asociada a deficiencia de leptina, en estos pacientes se encontró que eran homocigotos para una mutación (ΔG133) que afecta el marco de lectura del gen *LEP* y que provoca la síntesis de una proteína leptina incompleta y totalmente disfuncional. (Farooqi, 2006)

Por otro lado, se han reportado diversos polimorfismos en el gen del receptor de la leptina (*LEPR1*). Estudios de laboratorio con animales han demostrado que mutaciones que inactivan al receptor de la leptina, al presentarse en estado homogigoto, generan síndromes de obesidad extrema (Chua, 1997). Adicionalmente, se ha reportado que los humanos obesos con pedigree consanguíneo presentan un genotipo homocigoto para las mutaciones que inactivan al gen *LEPR* (Clément, 1998).

Las mutaciones tanto en el gen que codifica para la leptina como para su receptor presentan fenotipos similares, en los que se observa que a pesar de ser individuos que nacen con peso normal, este peso aumenta de manera importante en los primeros meses de vida, culminando en una obesidad severa (Farroqi, 2006).

El cuarenta por ciento de las neuronas del sistema propiomelanocortina (POMC) en el núcleo arcuato del hipotálamo expresan el receptor de leptina y responden de manera positiva a su estímulo (O'Rahilly, 2006). Diferentes mutaciones en los péptidos de la melanocortina pueden predisponer a la obesidad. A la fecha se han encontrado más de 600 mutaciones asociadas con la obesidad mórbida a temprana edad (Farooqi, 2006); sin embargo, se ha encontrado que las mutaciones en el receptor 4 de la melanocortina (MC4R) se asocian al 5% de los casos de obesidad severa, siendo esta la causa monogénica de obesidad más frecuente (O'Rahilly, 2006).

La adiponectina es otra proteína producida en el adipocito y que juega un papel importante en el desarrollo de la obesidad en una persona. Esta proteína tiene una correlación negativa con el IMC, es decir que a mayores niveles de adiponetina en el organismo, la persona tendrá un IMC menor. La concentración de adiponectina es alta y estable en la población sana. El efecto biológico de esta proteína radica en la prevención de alteraciones en la obtención de energía a partir de la glucosa y lípidos.

Referencias

Alegría Ezquerra E., Castellano Vázquez J. M., Alegría Barrero A. 2008. "Obesidad, síndrome metabólico y diabetes: implicaciones cardiovasculares y actuación terapéutica". Rev Esp. Cardiol. 2008, 61(7):752-64.

Bastard JP, Maachi M, Lagathu C, Kim MJ, Caron M, Vidal H, Capeau J, Feve B. Recent advances in the relationship between obesity, inflammation, and insulin resistance. Eur Cytokine Netw. 2006 Mar; 17(1):4-12.

Blakemore A.I.F., Froguel P. Is Obesity Our Genetic Legacy? J Clin Endocrinol Metab. 2008; 93(11):S51-S56.

Brand E, Schorr U, Kunz I, Kertmen E, Ringel J, Distler A, Sharma AM. Tumor necrosis factor-alpha--308 G/A polymorphism in obese Caucasians. Int J Obes Relat Metab Disord. 2001 Apr; 25(4):581-5.

Calzada León. La obesidad en niños y Adolescentes. Editores de Textos Mexicanos, México, 2002: 81-83,112.

Casas Lilian Andrea, Gómez Gutiérrez Alberto. Asociación de polimorfismos genéticos de FNT-α e IL-10, citocinas reguladoras de la respuesta inmune, en enfermedades infecciosas, alérgicas y autoinmunes. Asociación Colombiana de Infectología 2008; 12(1); 38-53.

Cecil, J.E.; Tavendale, R; Watt, P; Hetherington, M; and Palmer, C. "An obesity-associated FTO gene variant and increased energy intake in children," New England Journal of Medicine, 2008; 359(24): 2558–2566.

Chua S, Leibel RL. Obesity genes: Molecular and metabolic mechanisms. Diabetes Rev. 1997; 5:2–7.

Clément K, Vaisse C, Lahlou N, Cabrol S, Pelloux V, Cassuto D, et al. A mutation in the human leptin receptor gene causes obesity and pituitary dysfunction. Nature. 1998;392:398–401

Corbalán MS, Marti A, Forga L, Patiño A, Martínez-Gonzalez MA, Martínez JA. Influence of two polymorphisms of the tumoral necrosis factor-alpha gene on the obesity phenotype. Diabetes Nutr Metab. 2004 Feb; 17(1):17-22.

Das S, Baniasadi V, Kapuria V. Association of -308 TNF-α promoter polymorphism with type 1 diabetes in North Indians. Int J Immunogenet. 2006; 33: 411-6.

Deja G, Jarosz-Chobot P, Polanska J, Siekiera U, Małecka-Tendera E. Is the association between TNF-α -308A allele and DMT1 independent of HLA-DRB1, DQB1 alleles? Mediators Inflamm. 2006; 19724:1-7.

Do R. Genetic variants of FTO influence adiposity, insulin sensitivity, leptin levels, and resting metabolic rate in the Quebec Family Study. Diabetes 2008; 57: 1147–1150.

Encuesta Nacional de Salud (ENSA) 2006.

Farooqi S., O'Rahilly S. Genetics of Obesity in Humans. Endocrine Reviews; 27(7):710-718.

Frayling T.M. A common variant in the FTO gene is associated with body mass index and predisposes to childhood and adult obesity. Science 2007; 316:889–894. Kopelman P. Health risks associated with overweight and obesity. Obes. Rev. 2007; 8:13–17.

Freedman DS, Dietz WH, Srinivasan SR, Berenson GS. The relation of overweight to cardiovascular risk factors among children and adolescents: The Bogalusa Heart Study. Pediatrics. 1999; 103:1175–82.

Friedman JM, Halaas JL. Leptin and the regulation of body weight in mammals. Nature. 1998; 395:763–70.

Grant S.F. Association analysis of the FTO gene with obesity in children of Caucasian and African ancestry reveals a common tagging SNP. PloS ONE 2008; 3:e1746.

Hedayati M. K., Sharifi F., Rostami, M. S., Daneshpour M., Zarif Yeganeh, F. Azizi Association between TNF-α promoter G-308A and G-238 polymorphisms and obesity Mol Biol Rep Springer Published online 11 May 2011.

Higuchi T, Seki N, Kamisoto S, Yamada A, Kimura A, Kato H, *et al.* Polymorphism of the 5'- Flanking region of the human tumor necrosis factor (TNF)-alpha gene in Japanese. Tissue Antigens. 1998; 51:605-12.

Hertel J.K. Genetic analysis of recently identified type 2 diabetes loci in 1,638 unselected patients with type 2 diabetes and 1,858 control participants from a Norwegian population-based cohort (the HUNT study). Diabetologia 2008; 51:971–977.

Hinney A. Genome wide association (GWA) study for early onset extreme obesity supports the role of fat mass and obesity associated gene (FTO) variants. PloS ONE 2007; 2:e1361.

Hjelmborg J.B. Genetic influences on growth traits of BMI: a longitudinal study of adult twins. Obesity 2008; 16:847–852.

Hotta K. Variations in the FTO gene are associated with severe obesity in the Japanese. J. Hum. Genet. 2008; 53:546–553.

Hubacek J.A. The FTO gene and obesity in a large Eastern European population sample: the HAPIEE study. Obesity 2008; 16:2764–2766.

Jiao H, Kaaman M, Dungner E, Kere J, Arner P, Dahlman I. Association analysis of positional obesity candidate genes based on integrated data from transcriptomics and linkage analysis. Int J Obes (Lond) 2008; 32:816–25.

Katherine A. Fawcett and Inês Barroso. The genetics of obesity: FTO leads the way. Trends Genet. 2010; 26(6): 266–274.

Luque Cabrera J, Herraez S. Texto ilustrado de Biología Molecular e Ingeniería Genética. Conceptos, Técnicas y

Aplicaciones en Ciencias de la Salud. 2002. Ed. Elsevier. Madrid, España.

Mira J, Cariou A, Grall F, Delclaux C, Losser M, Heshmati F, *et al.* Association of TNF2, a TNF-αlpha promoter polymorphism, with septic shock susceptibility and mortality: a multicenter study. JAMA. 1999; 282:561-8.

Morton NM, Nelson YB, Michailidou Z, Di Rollo EM, Ramage L, Hadoke PW, Seckl JR, Bunger L, Horvat S, Kenyon CJ, Dunbar DR. A stratified transcriptomics analysis of polygenic fat and lean mouse adipose tissues identifies novel candidate obesity genes. PLoS One. 2011; 6(9):e23944.

Murugesan D, Arunachalam T, Ramamurthy V, Subramanian S. Association of polymorphisms in leptin receptor gene with obesity and type 2 diabetes in the local population of Coimbatore. Indian J Hum Genet. 2010 May; 16(2):72-7.

O'Rahilly S., Farooqi I.S. Genetics of Obesity. Phil. Trans. R. Soc. B. 2006; 361:1095-1105.

Paracchini V., Pedotti P., Taioli E. Genetics of Leptin and Obesity: A Huge Review. Am J Epidemiol. 2005;162: 101-114

Perusse L., Bouchard C. Gene-diet interactions in obesity. Am J Clin Nutr. 2000;72:1285S-90S

Pyrzak B, Wisniewska A, Popko K, Demkow U, Kucharska AM. Association between anthropometric measures of obesity, metabolic disturbances and polymorphism G-308A of the tumor necrosis factor-alpha gene in children. Eur J Med Res. 2010 Nov 4; 15 Suppl 2:141-6.

Rosmond R. Association studies of genetic polymorphisms in central obesity: A critical review. Int J Obes Relat Metab Disord. 2003;27:1141–51

Santos M José Luis, Patiño G Ana, Angel B Bárbara, Martínez H José Alfredo, Pérez B Francisco, Villarroel B Ana Claudia, Sierrasesúmaga A Luis, Albala B Cecilia. Asociación entre polimorfismos de la región promotora del gen del factor de necrosis tumoral alfa (TNF-αlfa) con obesidad y diabetes en mujeres chilenas Rev Méd Chile 2006; 134: 1099-110

Schwartz MW, Seeley RJ, Campfield LA. Identification of targets of leptin action in rat hypothalamus. J Clin Invest. 1996; 98:1101–6.

Sinnema M, van Roozendaal KE, Maaskant MA, Smeets HJ, Engelen JJ, Jonker-Houben N, Schrander-Stumpel CT, Curfs LM. Different distribution of the genetic subtypes of the Prader-Willi syndrome in the elderly. Eur J Hum Genet. 2010; 18(9):993-8.

Sookoian S, González C, Pirola C. Meta-analysis on the G-308A tumor necrosis factor-α gene variant and phenotypes associated with the metabolic syndrome. Obesity Research. 2005; 13:2122-31.

Tzanavari T, Giannogonas P, Karalis KP. TNF-alpha and obesity. Curr Dir Autoimmun. 2010; 11:145-56. Epub 2010 Feb 18.

Udalova I, Nedospasov S, Webb G, Chaplin D, Turetskaya R. Highly informative typing of the human TNF locus using six adjacent polymorphic markers. Genomics. 1993; 16:180-6.

Wardle J. Evidence for a strong genetic influence on childhood adiposity despite the force of the obesogenic environment. Am. J. Clin. Nutr. 2008; 87:398–404.

Wilson A, Symons J, McDowell T, McDevitt H, Duff G. Effects of a polymorphism in the human tumor necrosis factor-alpha promoter on transcriptional activation. Proc Natl Acad Sci USA. 1997; 94:3195-9.

Woods S.C. D'Alessio D.A. Central control of body weight and appetite. J. Clin. Endocrinol. Metab. 2008; 93: S37–S50.

Yoshioka K, Yoshida T, Takakura Y, Umekawa T, Kogure A, Toda H, *et al.* Relationship between polymorphisms 804C/A and 252A/G of lymphotoxin-α gene and -308G/A of tumor necrosis factor a gene and diabetic retinopathy in Japanese patients with type 2 diabetes mellitus. Metabolism. 2006; 55:1406-10.

Zhao J, Bradfield JP, Zhang H, Sleiman PM, Kim CE, Glessner JT, Deliard S, Thomas KA, Frackelton EC, Li M, Chiavacci RM, Berkowitz RI, Hakonarson H, Grant SF. Role of BMI-Associated Loci Identified in GWAS Meta-Analyses in the Context of Common Childhood Obesity in European Americans. Obesity (Silver Spring). 2011.

Genética de los trastornos lipídicos

Ana Cecilia Cepeda Nieto
Mauricio A. Salinas Santander
Anely Andrea Lara Flores

El colesterol y los triglicéridos son los lípidos del plasma con mayor relevancia clínica. El colesterol, en particular, ha sido la piedra angular de diversas investigaciones debido a sus importantes funciones (Vance,2000) como por ejemplo, ser un componente estructural de membranas celulares; ser precursor de hormonas esteroideas, vitamina D, oxiesteriodes y acidos biliares, los cuales activan receptores hormonales nucleares involucrados en el metabolismo de esteroies; y por último ser requerido para la activación de Sonic hedgehog, una proteína involucrada en el desarrollo del procencéfalo (Parisi,1998).

El colesterol y los triglicéridos son transportados, a través del plasma, desde sus sitios de síntesis y absorción hacia los sitios de consumo, por macromoléculas estéricas denominadas lipoproteínas. Las lipoproteínas transportan además, fosfolípidos, ésteres de colesterol, antioxidantes y vitaminas liposolubles. Las principales lipoproteínas que acarrean triglicéridos son los quilomicrones y las lipoproteínas de muy baja densidad (VLDL, por sus siglas en inglés); mientras que las lipoproteínas que acarrean colesterol, son las lipoproteínas de baja densidad (LDL, por sus siglas en inglés) y lipoproteínas de alta densidad (HDL, por sus siglas en inglés).

Las lipoproteínas del plasma son determinantes en el desarrollo de la aterosclerosis, enfermedad cardiovascular caracterizada por el engrosamiento y pérdida de la elasticidad de la pared arterial, debido al acumulo de grasa. La causa principal de la aterosclerosis coronaria es la elevada concentración de colesterol LDL en suero. Algunos factores de riesgo para el desarrollo de la aterosclerosis, como son la dislipidemia, diabetes e hipertensión arterial, son a su vez determinados por complejos factores genéticos. Otros factores de riesgo como son el fumar, la inactividad, el estrés y las dietas, pueden modular la expresión de la susceptibilidad genética (Hegele, 2001).

Las investigaciones enfocadas en la búsqueda de determinantes genéticos de las lipoproteínas en plasma comenzo en 1980. Con pocas excepciones, estos esfuerzos no han sido productivos, debido a que el contról genético de las lipoproteínas es complejo. Aún no se conocen marcadores biológicos que puedan ser empleados en la práctica clínica. Por el contrario, el estudio de las bases moleculares de transtornos raros, ocasionados por un solo gen, han sido exitosos. Desde 1999, se han identificado muchas mutaciones causantes de transtornos monogénicos de las lipoproteínas basados en la función del producto génico. La técnica de clonación posicional ha revelado nuevos genes tales como los genes responsables de la enfermedad de Tangier, sitosterolemia, y la hipercolesterolemia autosómica recesiva.

El descubrimiento de las bases moleculares de las dislipidemias monogénicas ha sido de gran relevancia, debido a que ha revelado mecanismos claves para el metabolismo lipídico, así como nuevas vías metabólicas (Hegele,2001). Por ejemplo, la forma autosómica dominante de la hipercolesterolemia familial, cuya caracterizacion condujo al descubrimiento de los receptores mediados por endocitosis via el receptor LDL (Brown, 1986). Este descubrimiento, a su vez, condujo al desarrollo de la droga estatina, la cual reduce el colesterol LDL y la mortalidad por enfermedades coronarias. Sin embargo, la reducción del colesterol LDL no siempre previene una enfermedad coronaria (Superko, 1996), y muchos pacientes con este padecimiento no presentan colesterol elevado como dislipidemia primaria (Genest, 1992).

A continuación se hace una breve descripción de las características de diversos transtornos monogenéticos en humanos, que afectan los niveles plasmáticos de colesterol LDL, colesterol HDL y triglicéridos.

I. Transtornos monogénicos que ocasionan exceso de colesterol LDL

1. Hipercolesterolemia familiar

La hipercolesterolemia familiar (FH, por sus siglas en inglés) es el transtorno genético más común que afecta al metabolismo de los lípidos (Brown, 1986). Es un transtorno autosómico dominante, resultado de una de las más de 600 mutaciones reportadas para el gen del receptor de lipoproteínas de baja densidad (LDLR, por sus siglas en inglés), mismas que reducen su expresión o actividad (Arraiz, 2009) (Jensen, 2002). Los individuos FH homocigotos presentan incrementos de hasta ocho veces en los niveles de LDL plasmáticos, con depósitos prominentes de colesterol en tejidos (xantomatosis), y frecuentemente mueren de enfermedades cardiovasculares en edades tempranas (<20 años). Los individuos FH heterocigotos presentan tres veces elevados los niveles de LDL plasmáticos, xantomatosis y desarrollan enfermedad coronaria prematura.

En la mayoría de las poblaciones, los heterocigotos y homocigotos FH tienen frecuencias de ~1:500 y ~1:10⁶, respectivamente, con mayores frecuencias en algunos grupos étnicos, debido a la pérdida de variación genética que ocurre cuando una pequeña población se establece a partir de una población grande ("the founder effect").

El medio ambiente y otros genes pueden modular la severidad clínica de la FH. Por ejemplo, se ha reportado la posible interaction entre el receptor LDL anormal y los alelos apoE2, resultando en la expresión de la dislipoproteinemia tipo III (M Emi, 1991). La hipercolesterolemia familiar es reconocida clínicamente por asombrosas elevaciones de colesterol LDL afectando tanto a niños como adultos. En general, solo los niveles de colesterol LDL están elevados en la FH. La presencia adicional de triglicéridos elevados u otras anormalidades lipídicas podrían sugerir otros transtornos lipídicos primarios hereditarios como la hiperlipidemia familiar combinada (M Emi, 1991).

2. Hiperlipidemia familiar combinada
La hiperlipidemia familiar combinada (HLFC, por sus siglas en inglés) es la forma más común de las dislipidemias familiares de origen genético. Es un síndrome ocasionado por un defecto en el metabolismo de las lipoproteínas, que se caracteriza porque los pacientes presentan niveles elevados de colesterol total, triglicéridos o ambos.

La HLFC involucra un modelo complejo, donde existen varios genes involucrados, siendo uno de ellos el que actúa sobre los niveles de triglicéridos.

Frecuentemente se observa en los pacientes HLFC, un incremento en la concentración de la apolipoproteína B (apoB) y una disminución en la concentración de colesterol HDL. Adicionalmente, se ha observado un aumento en la producción hepática de apoB, asociado con lipoproteínas VLDL (Huertas-Vazquez, 2008).

La prevalencia de la HLFC en México se desconoce, sin embargo, estudios epidemiológicos en la población mexicana estiman que existe una alta prevalencia de dislipidemias mixtas en México (Aguilar-Salinas, 2001).

Las bases moleculares y genéticas que contribuyen a la patogénesis de la HLFC no han sido plenamente dilucidadas, aunque existen esfuerzos importantes para determinar los genes responsables de esta entidad. Se ha sugerido que la HLFC, el síndrome metabólico y la diabetes mellitus tipo 2, pueden ser ocasionados por defectos genéticos comunes (Huertas-Vazquez, 2008). Recientemente, variantes en el gen "Upstream Stimulatory Transcription Factor 1" (*USF1*, por sus siglas en inglés), fueron asociadas con la HLFC (Pajunkanta, 2004). Al parecer, *USF1* es un gen importante que contribuye al desarrollo de la HLFC.

Se ha demostrado que variantes en distintos genes pueden conferir susceptibilidad para la manifestación de la HLFC. Los genes candidatos de susceptibilidad para el desarrollo de la HLFC son genes involucrados en el metabolismo de lípidos, como son el cluster de genes de las apolipoproteínas *A-I/C-III/A-IV* (Eichenbaum,2004), el gen de la lipasa lipoproteica (*LPL*, por sus siglas en inglés) (Campagna,2002), el gen de la lipasa hepática (*LH*, por sus siglas en inglés) (Allaye, 2000), el gen de la proteína transferidora de ésteres de colesterol (*CETP*, por sus siglas en inglés), el gen de la lecitin colesterol acil transferasa (*LCAT*, por sus siglas en inglés) (Allaye,1998) y el gen del receptor 1B del factor de necrosis tumoral (*TNFRSF1B*, por sus siglas en inglés) (Geurt, 2000). Se ha sugerido que mutaciones en estos genes pueden aportar un riesgo genético para desarrollar HLFC, sin embargo no son suficientes para producir la enfermedad.

3. Apo B-100 defectuoso familiar

Transtorno monogénico que origina elevados niveles de colesterol LDL se denomina "Familial Defective apoB-100" (FDB, por sus siglas en inglés), y se origina por mutaciones sin sentido en apoB (mutación puntual que causa cambio de un aminoácido por otro diferente), afectando la unión de apoB unión con el receptor LDL. En la población Europea, los heterocigotos FDB tienen una prevalencia de ~1:1,000 y el transtorno es clínicamente menos severo que los heterocigotos FH (Myant, 1993).

4. Hipercolesterolemia autosómica recesiva

La Hipercolesterolemia autosómica recesiva (ARH) difiere de la hipercolesterolemia familiar homocigota (FH) en que los progenitores ARH presentan concentraciones normales de colesterol-LDL en plasma, mientras que en la FH los padres presentan altas concentraciones de colesterol (Myant, 1993). Los niños y adolescentes con ARH presentan hipercolesterolemia severa, manifestaciones en la piel y enfermedad coronaria en edades tempranas. El gen ARH mutante codifica para una proteína adaptadora que facilita el movimiento del receptor LDL dentro de la membrana celular (Garcia, 2001).

5. Enfermedad de Wolman y Enfermedad por almacenamiento de ésteres de colesterol

Observaciones experimentales han determinado que la enfermedad de Wolman y la enfermedad por almacenamiento de ésteres de colesterol se originan por un defecto en el mismo locus genético, el gen *LIPA*. Este gen se localiza en el brazo largo del cromosoma 10 y codifica para una enzima lisosomal (lipasa acídica) responsable de la hidrólisis de ésteres de colesterol y triglicéridos que han sido internalizados vía endocitosis del receptor de partículas de lipoproteínas (Anderson, 1994). Esta enzima tiene un papel importante en el metabolismo celular del colesterol. Mutaciones en el gen *LIPA* conducen a la deficiencia de esta enzima lisosomal y como consecuencia se manifiestan dos transtornos genéticos en humanos, la enfermedad de Wolman ("WD") y la enfermedad por almecenamiento de ésteres de colesterol ("CESD"). Ambas enfermedades son autosómicas recesivas y se caracterizan por el almacenamiento de lípidos; manifiestan hiperlipoproteinemia tipo II y hepatomegalia, sin embargo, las manifestaciones clínicas y bioquímicas de la enfermedad de Wilson son más severas (Anderson, 1994). Este padecimiento es letal en el primer año de vida; los niños mueren por complicaciones originadas por el almacenamiento masivo de lípidos en diversos tejidos antes de desarrollar la ateroesclerosis clásica. La calcificaciónn adrenal es una característica de la enfermedad de Wilson, sin embargo no es común en la enfermedad CESD. Las personas afectadas con CESD muestan variabilidad de expresión fenotípica; la mayoría presentan solo manifestaciones hepáticas. Aquellos que han llegado a morir por CESD, han sido pacientes menores de 40 años con aterosclerosis vascular avanzada (Desai, 1987).

II. Transtornos monogénicos que ocasionan deficiencia de colesterol LDL

1. Lipoproteinemia AB
Transtorno monogenético, prototipo de las enfermedades con fenotipo de deficiencia de colesterol LDL. Esta enfermedad genética es muy rara, y se caracteriza por la ausencia de apolipoproteínas B-100, lo que origina niveles muy bajos de colesterol y triglicéridos en el plasma (Rader, 1993). Las mutaciones responsables de este transtorno se presentan en el heterodímero "Microsomal Triglyceride transfer Protein" (MTP, por sus siglas en inglés), conformado por la enzima disulfuro isomerasa y una subunidad de 97KD. El complejo protéico MTP es requerido para el ensamblaje y secreción de las apolipoproteínas B (apo B) en el hijado e intestino.

La lipoproteinemia AB ha sido descrita en pacientes con acantositosis, degeneración espinocerebelar y retinitis pigmentosa atípica (Rader, 1993).

b) Hipobetalipoproteinemia familiar

Transtorno originado por mutaciones en el gen que codifica para la apolipoproteína B (*APOB*) que afectan la integridad de la partícula LDL. En la hipobetalipoproteinemia, a diferencia de la lipoproteinemia AB, los niveles plasmáticos de colesterol-LDL y de apo B-100 son anormales. En ambos transtornos, los pacientes desarrollan mala absorción de grasas y deficiencias en vitaminas liposolubles (Schonfeld, 1995).

Se ha reportado un nuevo gen que participa en la disminución del colesterol, importante candidato para el desarrollo de la hipobetalipoproteinemia familiar (Knoblauch, 2000).

III. Transtornos monogénicos que ocasionan deficiencia de colesterol HDL

La deficiencia de colesterol HDL se denomina también hipoalfalipoproteinemia. Los transtornos que causan disminuciones del HDL fueron descubiertos al analizar la secuencia de DNA de los genes involucrados en el metabolismo del HDL.

a) Analfalipoproteinemia

Mutaciones en el gen de la apoproteína A1 (*APOA1*) afectan el ensamblaje del colesterol HDL. La condición homocigota para estas mutaciones ha sido encontrada en pacientes con HDL muy bajo, xantomas y enfermedad coronaria prematura (Dammerman, 1995).

b) Enfermedad "Fish-eye" y deficiencia de LCAT familiar

La homocigocidad para mutaciones en el gen que codifica para la enzima acetiltranferasa de colesterol lecitina (*LCAT*) genera daños en la esterificación del hierro y produce diversas anormalidades en lipoproteínas, incluyendo la disminución severa de colesterol HDL, el depósito anormal de lípidos en los tejidos, anemia, enfermedad renal y enfermedad coronaria prematura. Ciertas mutaciones en el gen *LCAT* son causa de la enfermedad "fish-eye-disease", asociada con niveles bajos de HDL y depósitos profundos en córnea (Kuivenhoven, 1997).

c) Enfermedad de Tangier

Mutaciones en el gen *ABCA1* ("ATP binding cassette") que codifica para la proteína de transporte ABCA1, son la base de esta rara enfermedad que ocasiona niveles indetectables de colesterol. ABCA1 forma parte de una superfamilia de proteínas transportadoras acopladas a la hidrólisis del ATP para el transporte de sustratos. Se cree que la mutación causante de la enfermedad de Tangier desacopla al transportador ABCA1 para el transporte del colesterol, de tal forma que los lípidos pobres en HDL son más propensos a catabolizarse. ABCA1 tambien es importante en la regulación de la absorción del colesterol intestinal (Repa, 2000).

IV. Transtornos monogénicos que ocasionan exceso de colesterol HDL

Las deficiencias de lipasa pancreática y la proteína de transferencia de ésteres de colesterol, han sido asociadas con el incremento en los niveles plasmáticos de colesterol HDL. La lipasa pancreática, codificada por el gen *PNLIP* en el cromosoma 10q26.1, está involucrada en la hidrólisis intestinal de los triglicéridos de la dieta en ácidos grasos. Polimorfismos reportados para el gen *PNLIP*, han sido asociados a la deficiencia de lipasa pancreática (Hegele, 2001).

Deficiencias en la proteína de transferencia de ésteres (CETP, por sus siglas en inglés) generan elevados niveles plasmáticos de HDL y apo AI, con niveles reducidos de LDL y apoB. Mutaciones en el gen *CETP*, son la causa común de los niveles elvevados de HDL en individuos japoneses (Zhong, 1996).

V. Transtornos que afectan los niveles plasmáticos de triglicéridos

Los niveles de triglicéridos en plasma son un factor de riesgo independiente para las enfermedades coronarias, por lo que la comprensión de los determinantes genéticos y ambientales de los niveles de triglicéridos es de gran importancia. El metabolismo de los triglicéridos involucra diferentes enzimas hidrolíticas y apolipoproteínas. Los genes que codifican para dichas proteínas son por tanto, candidatos para la regulación de los triglicéridos en plasma. La principal enzima hidrolítica de triglicéridos es la lipasa lipoprotéica (LPL) y apo CII, es su activador esencial. Mutaciones raras en el gen *LPL* y *APOC2* y *APOE* resultan en incementos en los niveles plasmáticos de triglicéridos (Talmud, 2001).

VI. Transtornos lipoprotéicos múltiples: interacciones entre multiples loci

Los mecanismos genéticos responsables de otros tipos de dislipoproteinemia familiar son complejos. Existen tres isoformas de la apolipoproteína E, designadas 2, 3 y 4. A partir de estas isoformas, son posibles seis combinaciones, que corresponden a los seis fenotipos de apoE observados comunmente (apoE2-2, 3-2, 3-3, 4-2, 4-3, and 4-4), siendo apoE3-3 el más común (Zannis, 1981). La hiperlipoproteinemia tipo III, caracterizada por la acumulación en plasma de quilomicrones y restos de VLDL, xantomas y una alta incidencia de enfermedad vascular prematura, ha sido asociada con el genotipo apoE2 homocigoto (apoE2-2). Más del 95% de los individuos con hiperlipoproteinemia tipo III presentan el fenotipo apoE2-2 (comparado con la prevalencia del 1% del fenotipo apoE2-2 en la población general) (Breslow, 1982). ApoE2 es defectuoso en su unión con el receptor apoB, E (LDL), un paso aparentemente requerido para el procesamiento de los restos de VLDL a LDL.

A pesar de que la homocigocidad para apoE2 parece ser necasaria para la expresión de la hiperlipoproteinemia en la mayoría de los casos, no es suficiente, debido a que solo el 1-4% de los individuos con el fenotipo E2-2 desarrollan actualmente el fenotipo de hiperlipoproteinemia tipo III. Un segundo factor, ya sea genético o ambiental, al parecer es necesario para la expresión de este transtorno lipídico (Mahley, 1989).

Algunos pacientes presentan anormalidades químicas similares a las observadas en la hiperlipoproteinemia tipo III, pero carecen de xantomas tuberosos o palmares. Esta condición es designada como dislipoproteinemia tipo III. Las elevaciones de colesterol total en plasma y triglicéridos pueden ser de moderadas a severas en la DLPIII, pero no son tan asombrosas como ocurre en los pacientes clásicos con hiperlipoproteinemia tipo III. Otra diferencia entre la hiperlipoproteinemia tipo III y DPLIII es la concentración colesterol LDL en plasma, en la primera es generalmente bajo, mentras que en la DPLIII el colesterol puede ser bajo, normal o elevado, dependiendo del caso (Breslow, 1982).

Referencias

Aguilar-SalinasCA,OlaizG,VallesV,TorresJM,GomezPe-   rez FJ, Rull JA, Rojas R, Franco A, Sepulveda J. High prevalence of low HDL cholesterol concentrations and mixed hyperlipidemia in a Mexican nationwide survey. J Lipid Res 2001; 42: 1298-1307.

Allayee H, Aouizerat BE, Cantor RM, Dallinga-Thie GM, Krauss RM, Lanning CD, Rotter JI, Lusis AJ, de Bruin TW. Families with familial combined hyperlipidemia and families enriched for coronary artery disease share genetic deter-minants for the atherogenic lipoprotein phenotype. Am J Hum Genet 1998; 63: 577- 85

Allayee H, Dominguez KM, Aouizerat BE, Krauss RM, Rotter JI, Lu J, Cantor RM, de Bruin TW, Lusis AJ. Contribution of the hepatic lipase gene to the atherogenic lipoprotein phenotype in familial combined hyperlipidemia. J Lipid Res 2000; 41: 245-52.

Anderson RA, Byrum RS, Coates PM, Sando GN. Mutations at the lysosomal acid cholesteryl ester hydrolase gene locus in Wolman disease. Proc Natl Acad Sci USA 1994; 91: 2718–2722.

Arraiz N, Bermudez V, Rondon N, Reyes F, Borjas L, Solís E, Mujica E, Prieto C, Reyna N, Velasco M. Novel mutations identification in exon 4 of LDLR gene in patients with moderate Hypercholesterolemia in a Venezuelan population. Am J Ther. 2009; Dec 16 (En Prensa).

Breslow JL, Zannis VI, SanGiacomo TR, Third JLHC, Tracy T, Glueck CJ. Studies of familial type III hyperlipoproteinemia using as a genetic marker the apoE phenotype E2/2. Lipid Res 1982; 23:1224-1235.

Brown MS, Goldstein JL. A receptor-mediated pathwayfor cholesterol homoestasis. Science 1986; 232:34–47.

Campagna AM, Baroni M, Maria A, Ricci G, Antonini R, Verna R, Arca M. Common variants in the lipoprotein lipase gene, but not those in the insulin receptor substrate [ndash] 1, the [beta]-adrenergic receptor, and the intestinal fatty acid binding protein-2 genes, influence the lipid phenotypic expression in familial combined hyperlipidemia. Metabolism 2002; 51: 1298-1305.

Dammerman M, Breslow JL. Genetic basis of lipoprotein disorders. Circulation 1995; 91:505–512.

Desai PK, Astrin KH, Thung SN, Gordon RE, Short MP, Coates PM, Desnick RJ. Cholesteryl ester storage disease: pathologic changes in an affected fetus. Am J Med Genet. 1987; 26(3):689-98.

Eichenbaum-Voline S, Olivier M, Jones EL, Naoumova RP, Jones B, Gau B, Patel HN, Seed M, Betteridge DJ, Galton DJ, Rubin EM, Scott J, Shoulders CC, Pennacchio LA. Linkage and association between distinct variants of the APOA1/C3/A4/A5 gene cluster and familial combined hyperlipidemia. Arterioscler Thromb Vasc Biol 2004; 24: 167-74.

Garcia CK, Wilund K, Arca M, Zuliani G, Fellin R, Maioli M, Calandra S, Bertolini S, Cossu F, Grishin N, Barnes R, Cohen JC, Hobbs HH. Autosomal recessive hypercholesterolemia caused by mutations in a putative LDL receptor adaptor protein. Science 2001; 292:1394-1398.

Genest JJ Jr, Martin-Munley SS, McNamara JR, Ordovas JM, Jenner J, Myers RH, Silberman SR, Wilson PWF, Salem DN, Schaefer EJ. Familial lipoprotein disorders in patients with premature coronary artery disease. Circulation 1992; 85:2025–2033.

Geurts JM, Janssen RG, van Greevenbroek MM, van der Kallen CJ, Cantor RM, Bu X, Aouizerat BE, Allayee H, Rotter JI, de Bruin TW. Identification of TNFRSF1B as a novel modifier gene in familial combined hyperlipidemia. Hum Mol Genet 2000; 9: 2067-74.

Hegele RA, Ramdath DD, Ban MR, Carruthers MN, Carrington CV, Cao H. Polymorphisms in PNLIP, encoding pancreatic lipase, and associations with metabolic traits. J Hum Genet 2001; 46:320–324.

Hegele Robert A. Monogenic Dyslipidemias: Window on Determinants of Plasma Lipoprotein Metabolism. Am. J. Hum. Genet. 2001; 69:1161–1177.

Huertas-Vázquez A. Aspectos genéticos de la hiperlipidemia familiar combinada. Revista de Endocrinología y Nutrición. 2008; 16 (1):16-23.

Jensen HK. The molecular genetic basis and diagnosis of familial hypercholesterolemia in Denmark. Dan Med Bull. 2002; 49(4):318-45.

Knoblauch H, Muller-Myhsok B, Busjahn A, Ben Avi L, Bahr- ing S, Baron H, Heath SC, Uhlmann R, Faulhaber HD, Shpitzen S, Aydin A, Reshef A, Rosenthal M, Eliav O, Muhl A, Lowe A, Schurr D, Harats D, Jeschke E, Friedlander Y, Schuster H, Luft FC, Leitersdorf E. A cholesterol lowering gene maps to chromosome 13q. Am J Hum Genet 2000; 66:157–166

Kuivenhoven JA, Pritchard H, Hill J, Frohlich J, Assmann G, Kastelein J. The molecular pathology of lecithin: cholesterol acyltransferase (LCAT) deficiency syndromes. J Lipid Res 1997; 38:191–205

M Emi, RM Hegele, PN Hopkins, LL Wu, R Plaetke, RR Williams and JM Lalouel. Effects of three genetic loci in a pedigree with multiple lipoprotein phenotypes.Arteriosclerosis and Thrombosis and Vascular Biology. 1991; 11:1349-1355.

Mahley RW, Rail SC. Type HI hyperlipoproteinemia (dysbetalipoproteinemia): The role of apolipoprotein E in normal and abnormal lipoprotein metabolism. En: Scriver CR, Beaudet AL, Sly WS, Valle D (Eds): The Metabolic Basis of Inherited Disease, 6th Ed. New York, McGraw-Hill Book Co, 1989, pp 1195-1213.

Myant NB. Familial defective apolipoprotein B-100: a review, including some comparisons with familial hypercholesterolaemia. Atherosclerosis 1993; 104:1–18.

PajukantaP, LiljaHE, SinsheimerJS, CantorRM, LusisAJ, Gentile M, Duan XJ, Soro-Paavonen A, Naukkarinen J,

Saarela J, Laakso M, Ehnholm C, Taskinen MR, Peltonen L. Familial combined hyperlipidemia is associated with upstream transcription factor 1 (USF1). Nat Genet 2004; 36: 371-76.

Parisi MJ, Lin H. The role of the hedgehog/patched signaling pathway in epithelial stem cell proliferation: from fly to human. Cell Res. 1998; 8:15–21

Rader DJ, Brewer HB Jr. Abetalipoproteinemia. JAMA 1993; 270:865–869.

Repa JJ, Turley SD, Lobaccaro JA, Medina J, Li L, Lustig K, Shan B, Heyman RA, Dietschy JM, Mangelsdorf DJ.Regulation of absorption and ABC1-mediated efflux of cholesterol by RXR heterodimers. Science 2000; 289:1524–1529

Schonfeld G. Genetic variation of apolipoprotein B can produce both low and high levels of apo B containing lipoproteins in plasma. Can J Cardiol 1995; 11:86G–92G.

Superko HR. Beyond LDL cholesterol reduction. Cir- culation 1996; 94:2351–2354.

Talmud PJ. Genetic determinants of plasma triglycer ides: impact of rare and common mutations. Curr Atheroscler Rep 2001; 3:191–199.

Vance DE, van den Bosch H. Cholesterol in the year 2000. Biochim Biophys Acta. 2000; 1529:1–8

Zannis VI, Just PW, Breslow JL. Human apolipoprotein E isoprotein subclasses are genetically determined. Am J HumGenet 1981; 33: ll-24.

Zhong S, Sharp DS, Grove JS, Bruce C, Yano K, Curb JD, Tall AR. Increased coronary heart disease in Japanese-American men with mutation in the cholesteryl ester transfer protein gene despite increased HDL levels. J Clin Invest 1996; 97: 2917–2923.

Biomarcadores en la insuficiencia cardiaca

Mauricio A. Salinas Santander
Ana Cecilia Cepeda Nieto
Sandra Cecilia Esparza González
Anely Andrea Lara Flores

La evaluación clínica "tradicional" de los pacientes con sospecha de Insuficiencias Cardiaca (IC) implica una combinación de historia clínica, la exploración física, radiografía de tórax, electrocardiograma y análisis de laboratorio estándar (Ahmad, 2012). Sin embargo estos enfoques han demostrado ser poco fiables, por lo que se hace necesario el empleo de nuevas técnicas útiles en el diagnóstico, evaluación y tratamiento de la insuficiencia cardiaca.

Los biomarcadores son variables biológicas que aportan información sobre enfermedades concretas. Generalmente se usa el término biomarcador para referirse a sustancias circulantes que pueden determinarse mediante análisis que quedan fuera de las pruebas estándar de bioquímica y hematología usadas en el manejo clínico habitual (Mark Richards, 2010; Capese, 2011).

Comúnmente son considerados tres criterios para evaluar la utilidad de un marcador biológico en la medicina cardiovascular: un biomarcador debe ser medibles a un costo razonable a corto plazo, añadir información nueva al estudio diagnóstico clínico, y ayudar en el manejo de pacientes con una enfermedad cardiovascular. Además se pueden establecer metas que indican cuando un biomarcador en IC crónica es ideal. Por ejemplo deben permitir a los médicos identificar las posibles causas subyacentes (y potencialmente reversible) del IC; ser útiles para confirmar la presencia o ausencia de el síndrome de insuficiencia cardiaca; y estimar la gravedad de la IC y el riesgo de progresión de la enfermedad. Otros investigadores han hecho hincapié en la importancia de la comprensión del paciente basado en el resultado de biomarcadores y los comportamientos que siguen (van Kimmenade, 2012).

Los biomarcadores de interés en la IC pueden agruparse, de forma general, según su participación en la fisiopatología del trastorno, incluyendo los marcadores de inflamación, necrosis de los miocitos, disfunción renal, activación neurohumoral, estrés oxidativo y aumento de la presión intracardiaca, entre otros. (Kobulnik and Delgado, 2012). Algunos de los comúnmente analizados son:

Biomarcadores de estrés miocardiaco
El péptido natriurético tipo B (BNP) y su fragmento aminoterminal (NT-proBNP) son dos péptidos derivados de la misma molécula precursora que se sintetiza por los miocitos ventriculares en respuesta al estrés hemodinámico. Estos péptidos son extremadamente útiles en la determinación de si la IC es la causa de la disnea aguda. Además, su medición en los pacientes con insuficiencia cardiaca crónica proporciona información de gran alcance sobre el pronóstico, lo que ha llevado a su investigación como dianas para la terapia de IC. La medición de los péptidos natriuréticos en combinación con otros biomarcadores establecidos de IC crónica que indican necrosis miocardial (troponinas; cTn) e inflamación (proteína C-reactiva se mide con un ensayo de alta sensibilidad; hs-CRP) pueden ser útiles en mejorar la predicción del riesgo. Sin embargo, la complejidad de las rutas bioquímicas que subyacen a

la fisiopatología de la insuficiencia cardiaca crónica sugiere que ni siquiera la medición de los marcadores establecidos refleja con precisión todas las características de la enfermedad, y que el uso combinado de varios índices puede ser necesario para la completa caracterización de este síndrome. (Ahmad, 2012)

Inflamación

En la actualidad se teoriza que los daños a los miocitos en la IC estimula la producción de citocinas inflamatorias, que a su vez conducen a los efectos perjudiciales sobre el miocardio, lo que conlleva al incremento de la lesión inicial. Por esta razón se han estudiado intensamente los mediadores de la inflamación como potenciales biomarcadores en la insuficiencia cardiaca. Sin embargo, aunque los marcadores inflamatorios pueden proporcionar información pronóstica convincente, son generalmente inespecíficos de enfermedad cardíaca, reduciendo su probabilidad de ser elegibles para la aplicación clínica (van Kimmenade, 2012)

En 1956 se publicó el primer informe de marcadores inflamatorios en IC en el cual fue señalado que, las concentraciones de Proteína C reactiva (PCR) se incrementaron en los pacientes con IC crónica, y que las concentraciones absolutas eran indicativos de la gravedad de la enfermedad (Elster, 1956). La PCR media varios procesos protectores, pero también puede tener efectos nocivos en la IC, tales como la regulación positiva de factor de necrosis tumoral (TNF) e IL-6. Aunque en diferentes estudios se confirma un papel pronóstico para PCR en IC, su utilidad como un biomarcador de IC se ve disminuida debido a su participación en diversas enfermedades inflamatorias.

TNF contribuye a la progresión de la IC a través de varios mecanismos que modulan proteínas existentes, por ejemplo, a través de la estimulación del estrés oxidativo, y también disminuye la contractilidad del corazón a través de regulación negativa de proteínas del retículo sarcoplasmático tales como la cadena pesada de miosina α. La Medición TNF predice el desarrollo de la insuficiencia cardiaca en individuos asintomáticos, así como la progresión en pacientes con IC (especialmente hombres). Desafortunadamente, el bloqueo específico de TNF no ha dado lugar a mejores resultados en los pacientes con IC (Athilingam, 2012; van Kimmenade, 2012).

IL-6 afecta directamente a las comunicaciones de célula a célula, entre los miocitos cardíacos y fibroblasto. Alteraciones en las concentraciones de IL-6 están asociadas con la disfunción cardíaca y alteración de la matriz extracelular cardíaca. El valor predictivo de la IL-6 por resultado adverso en la IC puede ser independiente de otros biomarcadores inflamatorios, pero la IL-6 también carece de especificidad de diagnóstico (Athilingam, 2012; van Kimmenade, 2012).

Otro biomarcador inflamatorio recientemente analizado es pentraxina 3 (PTX3), perteneciente a la superfamilia de proteínas de la fase aguda, cuya concentración se ve incrementada en pacientes con IC (Suzuki, 2008). Sin embargo, en estudios realizados en modelos de ratón con daño miocárdico isquémico, deficientes del gen productor de esta proteína, su administración parece desempeñar un papel cardioprotector en IC (Norata, 2009).

El estrés oxidativo
El aumento del estrés oxidativo como resultado del dominio de las especies reactivas del oxígeno (ROS) sobre los mecanismos antioxidantes de defensa endógenos, puede traducirse en deterioro de la función cardiaca mediada por oxidación de lípidos de membrana, ADN y diversas proteínas intracelulares, produciendo disfunción celular o muerte por apoptosis o necrosis pueden disminuir directamente la función del miocardio (Miranda, 2007).

Esta disminución puede ocurrir a través de efectos perjudiciales sobre la función endotelial, por la activación del sistema renina-angiotensina-aldosterona y el sistema nervioso simpático, o a través de aumentos en la inflamación. Esto conduce a la activación de la vía de NF kappa B produciendo la amplificación de la respuesta inflamatoria y aumento en la síntesis de ROS mediada por NADPH oxidasa (y xantino oxidasa (XO) (Hafstad, 2013)

Otro marcadores biológicos que también ha sido implicados en las vías de estrés oxidativo es mieloperoxidasa (MPO), una enzima liberada por los neutrófilos y leucocitos que estimula y cataliza la formación de ROS, radicales libres, y los oxidantes derivados de óxido nítrico, que promueven el daño tisular. Aunque esta enzima por lo general se presenta en niveles elevados en pacientes con IC, por lo que ha sido asociada a la prevalencia de esta patología, su utilidad diagnóstica aun no es clara (Tang, 2006; Loria, 2008; Tang, 2009).

Necrosis de miocitos y daño miocárdiaco
La necrosis de miocitos es frecuente en IC, y puede ser resultado de isquemia tisular relacionada con enfermedad de la arteria coronaria, así como de la muerte de células "no coronarias" célula en el corazón dañado, debido a la sobreestimulación neurohumoral, la inflamación, o la apoptosis. El aumento de marcadores de la necrosis miocárdica, como por ejemplo el incremento de troponinas son un fenómeno común y pueden ser dinámico en IC: muchos pacientes con valores bajos de troponina posteriormente desarrollar valores mayores durante el seguimiento en ausencia de síntomas. A pesar de que los motivos para el aumento de troponina en la IC son poco conocidos, estos se han asociado con mayores tasas de eventos cardiovasculares (van Kimmenade, 2012).

Con la introducción de ensayos de troponina de alta sensibilidad, se reconoce que la lesión miocárdica en la IC es más común de lo que se pensaba. Latini y sus colegas, usando un método de troponina T de alta sensibilidad, mostraron que la gran mayoría de los pacientes en un estudio avanzado IC crónica presentaban un aumento de los valores de troponina. En este estudio, el ensayo de alta sensibilidad fue superior a la del ensayo convencional para el pronóstico, y era aditivo a BNP (Latini, 2007). Estudios similares apoyan el valor pronóstico de troponina I o T en ensayos de medición de la insuficiencia cardiaca crónica, y la superioridad con respecto a ensayos convencionales en la forma aguda de IC descompensada (van Kimmenade, 2012).

Como podemos ver, por lo general, los biomarcadores reflejan uno o varios de los aspectos fisiopatología de la IC. Pueden aportar información relativa a la etiología del trastorno, reflejando los procesos patológicos que se producen a nivel subcelular, celular, del órgano o de todo el organismo. La combinación de diversos biomarcadores circulantes, los cuales tienen relación independiente con el resultado clínico, puede colaborar con el diagnóstico y particularmente ser útiles para definir una conducta terapéutica adecuada.

Referencias

Ahmad T, Fiuzat M, Felker G.M. and O'Connor C. Novel biomarkers in chronic heart failure. Nat Rev Cardiol. 2012 Mar 27; 9 (6):347-59.

Athilingam P, Moynihan J, Chen L, D'Aoust R, Groer M, Kip K. Elevated levels of interleukin 6 and C-reactive protein associated with cognitive impairment in heart failure. Congest Heart Fail. 2013 Mar-Apr; 19(2):92-8.

Capece R, Santoro B, Mosca S, Borgo J. Marcadores clínicos y humorales relacionados con la mortalidad en pacientes con insuficiencia cardíaca clase funcional III/IV. Insuf Card 2011; 6(2):59-64.

Elster SK, Braunwald E, Wood HF. A study of C-reactive protein in the serum of patients with congestive heart failure. Am Heart J 1956; 51: 533–41.

Hafstad AD, Nabeebaccus AA, Shah AM. Novel aspects of ROS signalling in heart failure. Basic Res Cardiol. 2013 Jul; 108(4):359.

Kobulnik J and Delgado D, Experimental biomarkers in heart failure: an update. Expert Rev. Cardiovasc. Ther.2012; 10(9), 1119–1132

Latini R, Masson S, Anand IS, Missov E, Carlson M, Vago T, et al. Prognostic value of very low plasma concentrations of troponin T in patients with stable chronic heart failure. Circulation 2007; 116: 1242–9.

Loria V, Dato I, Graziani F, Biasucci LM. Myeloperoxidase: A New Biomarker of Inflammation in Ischemic Heart Disease and Acute Coronary Syndrome. Mediators Inflamm. 2008;2008:135625

Mark Richards A. Nuevos biomarcadores en la insuficiencia cardiaca: aplicaciones en el diagnóstico, pronóstico y pautas de tratamiento. Rev Esp Cardiol. 2010 Jun; 63(6):635-639.

Miranda H R, Castro G P, Verdejo P H, Chiong M, Díaz-Araya G, Mellado R, Rojas D, Concepción R, Lavandera S. Estrés oxidativo e inflamación en insuficiencia cardiaca: Mecanismos de daño y alternativas terapéuticas Rev Med Chil. 2007 Aug; 135(8):1056-63.

Norata GD, Marchesi P, Pulakazhi Venu VK, Pasqualini F, Anselmo A, Moalli F, Pizzitola I, Garlanda C, Mantovani A, Catapano AL. Deficiency of the long pentraxin PTX3 promotes vascular inflammation and atherosclerosis. Circulation. 2009 Aug 25; 120(8):699-708.

Suzuki S, Takeishi Y, Niizeki T, Koyama Y, Kitahara T, Sasaki T, Sagara M, Kubota I. Pentraxin 3, a new marker for vascular inflammation, predicts adverse clinical outcomes in patients with heartfailure. Am Heart J. 2008 Jan; 155(1):75-81.

Tang WH, Brennan ML, Philip K, Tong W, Mann S, Van Lente F, Hazen SL. Plasma myeloperoxidase levels in patients with chronic heart failure. Am J Cardiol. 2006 Sep 15; 98(6):796-9.

Tang WH, Katz R, Brennan ML, Aviles RJ, Tracy RP, Psaty BM, et al. Usefulness of myeloperoxidase levels in healthy elderly subjects to predict risk of developing heart failure. Am J Cardiol 2009; 103:1269 –74

van Kimmenade RR, Januzzi JL Jr. Emerging biomarkers in heart failure. Clin Chem. 2012 Jan; 58(1):127-38.

Obesidad infantil y dislipidemias

Arturo Orea Tejada
Lilia Castillo Martínez
Arely Vergara Castañeda

Dislipidemias en pediátria

Las dislipidemias e hipercolesterolemia son factores de riesgo importantes en el desarrollo de aterosclerosis y de enfermedad cardiovascular (ECV). Las dislipidemias son trastornos que afectan la estructura, composición y metabolismo de las lipoproteínas. Existe una fuerte relación entre las dislipidemias (hipercolesterolemia especialmente) y el desarrollo de la aterosclerosis, principal causa de morbi-mortalidad en los países desarrollados, por lo que es indispensable prevenirla desde la edad pediátrica. Las manifestaciones clínicas de la enfermedad aterosclerosa no se presentan habitualmente hasta después de la cuarta o quinta década de la vida, se considera que la placa ateromatosa inicia a partir de la infancia o la adolescencia (Morales, 2007).

Los lípidos, colesterol, triglicéridos y fosfolípidos son insolubles en agua, precisan para su transporte en la sangre de la formación de complejos macromoleculares, denominados lipoproteínas, donde los componentes protéicos de reciben el nombre de apoliproteínas (Tojo, 2001).

Las lipoproteínas plasmáticas son partículas complejas que varían en composición, tamaño y densidad. Poseen un centro de lípidos no polares, principalmente TGC, ésteres de colesterol y una superficie monoestratificada de lípidos polares, fundamentalmente fosfolípidos y proteínas transportadoras, las apoproteínas. Las lipoproteínas se clasifican en 6 tipos principales en función de su densidad, que está inversamente relacionada a su tamaño y determinada por el índice de proteína/grasa, reflejando una mayor proporción del centro lipídico no polar en las de baja densidad y las proteínas de superficie en las de alta, también se pueden clasificar por su composición en triglicéridos (TG), colesterol total (CT), fosfolípidos y proteínas. Los seis tipos de lipoproteínas son: los quilomicrones (QM), las lipoproteínas de muy baja densidad (VLDL), las de densidad intermedia (IDL), las de baja densidad (LDL), las de alta densidad (HDL) y la Lp(a) (Tojo, 2001).

Las hiperlipidemias han sido clasificadas en hiperlipidemias primarias o genéticas cuando están involucrados factores genéticos en su etiología o secundarias, cuando los niveles de CT y TG no están relacionados con la herencia, sino con factores exógenos, principalmente enfermedades orgánicas y el uso de fármacos. Sus causas son múltiples, pero las principales en el primer año de vida son la enfermedad por depósito de glucógeno y la atresia de vías biliares. La obesidad, diabetes mellitus, hipotiroidismo y síndrome nefrótico son las causas más comunes en edades posteriores (Tojo, 2001).

Obesidad. Se acompaña de incremento en la producción y retraso del catabolismo VLDL. Los factores de riesgo aterogénicos incluyen niveles aumentados de LDL, apo B, TG y VLDL, así como disminución de HDL y apo A. En los casos de obesidad androide, predominante en los varones ocurre un perfil de lípidos más aterogénico, con aumento de las LDL y disminución de la HDL, hipertensión arterial y resistencia a la insulina, con mayor riego de ECV. Para el caso de la obesidad ginecoide, predominante en el sexo femenino, el perfil de lípidos suele ser menos aterogénico y con menor riesgo de ECV; sin embargo, en mujeres con una distribución de grasa predominantemente androide se demuestran niveles de testosterona más elevados y perfil lipídico más aterogénico. (Tojo, 2001).

Diabetes mellitus. Incrementa la producción y retrasa el catabolismo de las VLDL. La diabetes ejerce efectos importantes en el metabolismo de los lípidos plasmáticos. Se observa hipertrigliceridemia en más de un tercio de todos los pacientes diabéticos, relacionado con el papel de la insulina en la producción y aclaramiento del plasma de las lipoproteínas ricas en TG, con niveles reducidos de HDL.

Síndrome nefrótico se asocia a incremento en la producción VLDL y descenso en la eliminación VLDL y LDL, debido predominantemente a elevación de las LDL aunque también puede incluir niveles aumentados de VLDL. Los niveles plasmáticos de colesterol total, VLDL, LDL, TG y apo-B se encuentran elevados.

La uremia que se asocia a una reducción del catabolismo LDL.

Hipotiroidismo. Las alteraciones en la función tiroidea pueden causar profundos efectos sobre los lípidos plasmáticos, con elevación del nivel de las LDL (250-600mg/dl), aunque este trastorno puede asociarse con niveles elevados de TG; el colesterol LDL en el hipotoroidismo está asociado con depuración alterada de LDL, que probablemente expresa una reducción del receptor, lo cual está a su vez, asociado con riesgo aumentado de aterosclerosis, ya que también existe una baja actividad de la lipasa lipoprotéica (LPL), predisponiendo a la elevación de los TG.

La hipertensión arterial es el factor de riesgo mayor en el desarrollo de la ECV, ya que más del 50% de los ataques cardiacos y más de 2/3 de los eventos cerebro vasculares ocurren en hipertensos, en estos casos pueden observarse disminuciones del catabolismo de VLDL. (Tojo, 2001).

La enfermedad cardiovascular es la causa mas frecuente de muerte y morbilidad en Estados Unidos (American Heart Association, 2006). La gran mayoría de los eventos agudos suceden en la edad adulta, sin embargo, se acepta a la fecha, que el proceso de ateroesclerosis y enfermedad cardiovascular se desarrolla desde etapas tempranas de la vida (Newman, 1986). No hay duda que existen factores genéticos, sumados al estilo de vida, como la actividad física y alimentación que favorecen la progresión de la enfermedad. El efecto deletéreo de una dieta excesiva en el consumo de grasas saturadas y grasas trans, colesterol y carbohidratos; así como el incremento epidémico de obesidad y el síndrome de resistencia a la insulina facilitan la expresión de enfermedad cardiovascular en el adulto (Daniels, 2008).

Se han identificado los factores de riesgo de la enfermedad cardiovascular (Ross, 1986), los más importantes de estos incluyen elevadas concentraciones de LDL, reducidos niveles de HDL, hipertensión arterial, diabetes mellitus tipo 1 y 2, tabaquismo y obesidad. En niños y adolescentes se han identificado varios de ellos a temprana edad (Webber, 1995), por lo que la identificación y prevención de estas condiciones debiera ser fundamental en evitar o retardar la ECV. En particular, el creciente desarrollo de obesidad y su asociación con estos factores hace indispensable el control de éstos (Daniels, 2008).

Las concentraciones séricas de triglicéridos frecuentemente se encuentran elevadas en sujetos con obesidad y se consideran un signo temprano de la presencia de síndrome metabólico. Los niños y adolescentes con concentraciones de triglicéridos por arriba de 200 mg/dL deben tener un seguimiento estricto. Así mismo, en los niños con obesidad debe evaluarse la presencia de hígado graso u otras enfermedades hepáticas crónicas (ej. Hepatitis viral, hepatitis autoinmune, enfermedad de Wilson y deficiencia de Alfa-1 antitripsina), sí las concentraciones de alanina transaminasa (ALT) son dos veces mayores al valor normal y persisten elevadas por más de 3 meses (Durrington, 2002).

Ahora bien, la prevalencia de anormalidades de lípidos séricos y lipoprotéinas en la infancia temprana han mostrado similitud con las concentraciones observadas en la juventud temprana y las encontradas en niños de 2 años de edad (Tamir, 1981). Por lo que los niveles antes de esa edad pueden no reflejar aquellos que se han observado en épocas subsiguientes. Se ha demostrado que el pico de colesterol (171 mg/dL) ocurre entre 9 y 11 años y que disminuye después de la pubertad, es decir, que los valores de lípidos están fuertemente relacionados con la edad y la maduración sexual (Friedman, 2010).

Se ha descrito que la ateroesclerosis se desarrolla desde la infancia y/o la adolescencia (Newman, 1986; Berenson, 1998; McGill, 1997). En sujetos de 15-34 años de edad muertos accidentalmente y que tenían alteraciones arteriales compatibles con hipertensión, las alteraciones encontradas en la intima vascular, como estrías grasas y placas fibrosas, se asociaron más con factores de riesgo tradicionales que en aquellos que no los tenían (McGill, 2001; McGill, 1997).

Estudios en escolares que murieron durante el periodo de observación, mostraron que la extensión de superficie arterial con estrías grasas y placas fibrosas fue mayor en aquellos que murieron con mayor edad y estuvieron significativamente asociadas a la elevación en las concentraciones de colesterol total, LDL y triglicéridos, así como a menor HDL y con el número factores de riesgo como obesidad, dislipidemia e hipertensión (Berenson, 1998).

También el grosor de la capa íntima de la carótida en adultos entre 33 y 42 años fue mayor en aquellos con mayores niveles de colesterol y otros factores de riesgo como hipertensión arterial demostrada en la infancia. Así, los niveles aumentados de colesterol en la niñez y adolescencia corresponden a mayor ateroesclerosis y enfermedad cardiovascular en la edad adulta (Raitakari, 2003).

Así mismo se han demostrado diferencias por género, con mayores cifras de colesterol total, LDL y HDL en mujeres que en los hombres después de la pubertad y esos cambios en las concentraciones de lípidos y lipoproteínas ocurren entre mujeres y hombres, por diferentes mecanismos durante el desarrollo. Se ha visto que en niños de raza negra son mayores los niveles de HDL y menores los de triglicéridos comparados con niños de origen hispano y blancos no hispanos (Hickman, 1998).

En un estudio en escolares, el 75 % de aquellos con concentraciones de colesterol total mayores al percentil 90, alcanzaron cifras mayores a 200 mg/dL a los 20 años y en la etapa temprana de la edad adulta (Lauer, 1988; Webber, 1991).

Existe evidencia de que los niveles elevados de colesterol sanguíneo en niños y adolescentes con lesiones ateroscleróticas en las coronarias y otras arterias se acumularon a través del tiempo. Debido a que el proceso aterosclerótico antecede en años, e incluso en décadas, a las manifestaciones clínicas, es conveniente disminuir a partir de edades muy tempranas los factores de riesgo cardiovascular conocidos en adultos (Williams, 2002).

Para evaluar el riesgo de ECV en función de los niveles de CT y C-LDL, el National Cholesterol Education Panel en EE.UU (NCEP) ha propuesto la siguiente clasificación para niños y adolescentes con antecedentes familiares de hipercolesterolemia o ECV precoz (Tabla I).

Tabla I. Clasificación de los niveles de CT y C-LDL en niños y adolescentes

Riesgo	CT (mg/dl)	C-LDL (mg/dl)
Sin riesgo	< 200	<115
Riesgo leve-moderado	200-224	115-134
Riesgo alto	>225	>135

La Asociación Americana del Corazón (American Heart Association, AHA) recomienda vigilar los niveles de colesterol de niños (Williams, 2002).

En cuyas familias existan casos de enfermedad coronaria prematura (a los 55 años de edad o antes en padres, abuelos o tíos) o historia familiar de hipercolesterolemia (padres con niveles de colesterol sérico >240 mg/dL).
Que tengan otros factores de riesgo cardiovascular (obesidad, hipertensión)
Historia familiar que no se conozca.

El National Cholesterol Education Program (NCEP) Expert Panel on Blood Cholesterol in Children and Adolescents ha definido las concentraciones aceptables, limítrofes y altas de colesterol total y c-LDL para niños de 2 a 19 años de edad, Tabla II.

Tabla II. Clasificación de los niveles de colesterol total y LDL en niños y adolescentes de familias con hipercolesterolemia o enfermedad cardiovascular prematura.		
	Colesterol total (mg/dl)	Colesterol LDL
Optimo	<170	<110
Limítrofe	170-199	110-129
Alto	>200	>130

Tomada de: National Cholesterol Education Program. Report of the Expert Panel on Blood Cholesterol Levels in Children and Adolescents. Bethesda, MD: National Institutes of Health, 1991. (DHHS publication No. (NIH) 91-2732) (National Cholesterol Education Program, 1991).

Las bajas concentraciones de colesterol de lipoproteínas de alta densidad (c-HDL) se han asociado con un aumento en el riesgo de enfermedad cardiovascular en adultos. El NCEP considera una concentración de c-HDL <35 mg/dL como factor de riesgo en niños y adolescentes. Los factores asociados a c-HDL bajo son obesidad, con frecuencia hipertrigliceridemia y tabaquismo (adolescentes).

La significancia de los niveles elevados de triglicéridos en niños para el riesgo cardiovascular en la edad adulta no se conoce, sin embargo, concentraciones de triglicéridos >200 mg/dL, frecuentemente asociadas a obesidad, responden favorablemente a la pérdida de peso. Concentraciones de triglicéridos >500 mg/dL pueden sugerir una alteración genética (Williams, 2002).

La Academia Americana de Pediatría recomienda la cuantificación de lípidos en aquellos niños con historia familiar de ECV prematura o hipercolesterolemia, así como en aquellos en quienes se desconoce, por cualquier razón la historia familiar o en los que tienen otros factores de riesgo, como obesidad, hipertensión arterial o diabetes mellitus. Sin embargo, esas recomendaciones no han logrado consenso bajo el argumento de que no existe suficiente evidencia de la utilidad de hacerlo[22] y que tampoco existen medidas clínicas no invasivas de evaluación de progresión de ateroesclerosis en niños sin historia familiar de ateroesclerosis, los cuales podrían beneficiarse de esquemas enérgicos de tratamiento (Expert Panel on Detection, Evaluation, and Treatment of High Blood Cholesterol in Adults, 2001).

Los argumentos a favor de considerar la historia familiar asumen la posible predisposición genética de esos niños a desarrollar ECV; lamentablemente no es infrecuente que se ignore la historia familiar o nunca se hayan cuantificado en los padres las cifras de lípidos. La AHA ha recomendado considerar como anormales, concentraciones de triglicéridos > 150 mg/dl y HDL < de 35 mg/dl para niños y adolescentes; no obstante, estos puntos de corte obvian grupos de edad y diferencias étnicas (Kavey, 2003).

La concurrencia de factores de riesgo asociados a obesidad y síndrome de resistencia a la insulina enfrenta también controversias, ya que no ha sido aceptada una adecuada definición de éste. Su prevalencia en cualquier grupo de edad depende de los puntos de corte de diferentes variables. Aún cuando sabemos que la prevalencia aumenta en niños y adolescentes con sobrepeso, prediabetes y diabetes tipo 2, (Pinhas-Hamiel, 2005; Pinhas-Hamiel, 1996). Tabla III.

Los puntos de corte para lipoproteínas de acuerdo edad y sexo específico desarrolladas por el NHAES se ha considerado como la clasificación mas útil de los niveles de alto riesgo de lipoproteínas en adolescentes, comparada con la del NCEP. Algunos estudios evaluaron a través de ambos puntos de corten, un progresivo e importante aumento del riesgo relativo en adolescentes con riesgo limítrofe y alto, para desarrollar dislipidemia 15-20 años después (Magnussen, 2008).

Las guías pediátricas existentes recomiendan cuantificar los niveles de lipoproteínas de niños adolescentes con historia familiar de enfermedad coronaria prematura o elevados niveles de colesterol total mayor a 240 mg/dL o en aquellos con sobrepeso u obesidad (McCrindle, 2007).

De los adultos con niveles anormales de colesterol, 32.3% no fueron identificados en la adolescencia con el punto de corte NCEP y 60.6% con su equivalente en el NHAES. La proporción clasificada como de alto riesgo durante la adolescencia que no desarrolló factores de riesgo en etapa adulta (falsos positivos) fue 72.4% para los puntos de corte del NCEP y 68.7% para los del NHAES (Magnussen, 2008).

Puntos de corte limítrofe y de alto riesgo de LDL- colesterol para la NCEP fueron más sensibles y menos específicos que aquellos del NHAES. Este último no identificó 55.4% de adultos con concentraciones anormales de LDL colesterol mientras el NCEP lo hizo en 35%. Finalmente existe una gran heterogeneidad en las sensibilidades al comparar los puntos de corte de la estratificación (Magnussen, 2008).

Algunos autores han demostrado que la menor sensibilidad de los puntos de corte propuestos ocurre entre 14 y 16 años, cuando los valores de colesterol suelen ser los más bajos (Friedman, 2010), en contraste con la mayor sensibilidad, alrededor de 5-10 y 17-19 años.

Es obvio por todo lo anterior, que la obesidad infantil y en especial aquellos casos con alteraciones en los lípidos o con otros factores de riesgo obliga a modificar el estilo de vida. No obstante, sí bien se acepta que las alteraciones vasculares, como estrías grasas y placas fibrosas se asocian más con factores de riesgo tradicionales, algunos autores, consideran que el grosor difuso de la íntima arterial representa un proceso normal de crecimiento y remodelación de las arterias, así como variaciones individuales de dicho grosor (Olso,2002).

Respecto a las lesiones tempranas descritas en las primeras dos décadas de la vida se han informado que ocurren también en niños sanos (aún cuando dichas lesiones pueden progresar hacia lesiones serias), particularmente aquellas situadas arriba de la válvula aórtica y aorta torácica que pueden desaparecer completamente en la niñez tardía, (Olso, 2002) de tal manera que aun persiste heterogeneidad de opiniones respecto a los cambios en el estilo de alimentación y las intervenciones farmacológicas en niños y adolescentes que modifican esos niveles de lipoproteínas (Chen, 2006) (Wiegman, 2004) y los marcadores de ateroesclerosis (Raitakari,2005).

TABLA III. Percentiles de lípidos y lipoprotéinas de acuerdo a edad y sexo

	Hombres			Mujeres		
(años)	5–9	10–14	15–19	5–9	10–14	15–19
Colesterol Total, mg/dL						
Percentil 50	153	161	152	164	159	157
Percentil 75	168	173	168	177	171	176
Percentil 90	183	191	183	189	191	198
Percentil 95	186	201	191	197	205	208
Triglicéridos, mg/dL						
Percentil 50	48	58	68	57	68	64
Percentil 75	58	74	88	74	85	85
Percentil 90	70	94	125	103	104	112
Percentil 95	85	111	143	120	120	126
LDL, mg/dL						
Percentil 50	90	94	93	98	94	93
Percentil 75	103	109	109	115	110	110
Percentil 90	117	123	123	125	126	129
percentil 95	129	133	130	140	136	137
HDL, mg/dL						
Percentil 5	38	37	30	36	37	35
Percentil 10	43	40	34	38	40	38
Percentil 25	49	46	39	48	45	43
Percentil 50	55	55	46	52	52	51

Tomada de Daniels S, Greer F. Lipid Screening and Cardiovascular Health in Childhood. Pediatrics 2008; 122:198–208.

Referencias

American Academy of Pediatrics. National Cholesterol Education Program: report of the expert panel on blood cholesterol levels in children and adolescents. Pediatrics 1992; 89(3):525–584.

American Heart Association. Heart Disease and Stroke Statistics:2006 Update. Dallas, TX: American Heart Association; 2006

Berenson GS, Srinivasan SR, Bao W, Newman WP III, Tracy RE, Wattigney WA. Association between multiple cardiovascular risk factors and the early development of atherosclerosis. Bogalusa Heart Study. N Engl J Med 1998; 338 (23): 1650–1656.

Chen AK, Roberts CK, Barnard RJ. Effect of a short-term diet and exercise intervention on metabolic syndrome in overweight children. Metabolism 2006; 55: 871– 878.

Daniels S, Greer F. Lipid Screening and Cardiovascular Health in Childhood. Pediatrics 2008; 122:198–208.

Durrington P. The year in dyslipidaemia, 1ra. ed., Atlas medical Publishing, 2002.

Expert Panel on Detection, Evaluation, and Treatment of High Blood Cholesterol in Adults. Executive summary of the third report of the National Cholesterol Education Program (NCEP) Expert Panel on Detection, Evaluation and Treatment of High Blood Cholesterol in Adults (Adult Treatment Panel III). JAMA 2001; 285(19):2486–2497.

Friedman LA, Morrison JA, Daniels SR, McCarthy WF, Sprecher DL. Sensitivity and specificity of pediatric lipid determinations for adult lipid status: findings from the Princeton Lipid Research Clinics Prevalence Program Follow-up Study. Pediatrics 2006; 118(1): 165–172.

Hickman TB, Briefel RR, Carroll MD, et al. Distributions and trends of serum lipid levels among United States children and adolescents ages 4–19 years: data from the Third National Health and Nutrition Examination Survey. Prev Med 1998; 27(6): 879–890.

Kavey RE, Daniels SR, Lauer RM, et al. American Heart Association guidelines for primary prevention of atherosclerotic cardiovascular disease beginning in childhood. Circulation 2003; 107(11):1562–1566; copublished in J Pediatr 2003; 142 (4):368–372.

Lauer RM, Clarke WR. Use of cholesterol measurements in childhood for the prediction of adult hypercholesterolemia: the Muscatine Study. JAMA 1990; 264 (23):3034–3038.

Magnussen CG, Raitakari OT, Thomson R, Juonala M, Patel D, MD, Viikari J, Marniemi J, Srinivasan SR, Berenson G, Dwyer T, Venn A. Utility of Currently Recommended Pediatric Dyslipidemia Classifications in Predicting Dyslipidemia in Adulthood Evidence From the Childhood Determinants of Adult Health (CDAH) Study, Cardiovascular Risk in Young Finns Study, and Bogalusa Heart Study. Circulation 2008; 117; 32-42.

McCrindle BW, Urbina EM, Dennison BA, Jacobson MS, Steinberger J, Rocchini AP, Hayman LL, Daniels SR. Drug therapy of high-risk lipid abnormalities in children and adolescents: a scientific statement from the American Heart Association Atherosclerosis, Hypertension, and Obesity in Youth Committee, Council of Cardiovascular Disease in the Young, with the Council on Cardiovascular Nursing. Circulation 2007; 115: 948–1967.

McGill HC Jr, McMahan CA, Malcolm GT, Oalmann MC, Strong JP. Effects of serum lipoproteins and smoking on atherosclerosis in young men and women. The PDAY Research Group. Pathobiological Determinants of Atherosclerosis in Youth. Arterioscler Thromb Vasc Biol 1997; 17(1):95–106.

McGill HC Jr, Mcmahan CA, Zieske AW, Malcom GT, Tracy RE, Strong JP. Effect of nonlipid risk factors on atherosclerosis in youth with favorable lipoprotein profile. Pathobiological Determinants Group. Circulation 2001; 103 (11):1546–1550.

National Cholesterol Education Program. Report of the Expert Panel on Blood Cholesterol Levels in Children and Adolescents. Bethesda, MD: National Institutes of Health, 1991. (DHHS publication No. (NIH) 91-2732).

Newman WP III, Freedman DS, Voors AW, et al. Relation of serum lipoprotein levels and systolic blood pressure to early atherosclerosis: the Bogalusa Heart Study. N Engl J Med 1986; 314(3):138–144.

Olso R, The role of dietary and plasma lipids in childhood atherogenesis. Pediatric Phatology and Molecular Medicine 2002; 21: 137-152.

Pinhas-Hamiel O, Dolan LM, Daniels SR, Standiford D, Khoury PR, Zeitler P. Increased incidence of non-insulin dependent diabetes mellitus among adolescents. J Pediatr 1996; 128(5 pt 1):608–615.

Pinhas-Hamiel O, Zeitler P. The global spread of type 2 diabetes mellitus in children and adolescents. J Pediatr 2005; 146(5):693–700.

Raitakari OT, Juonala M, Ka¨ho¨nen M, et al. Cardiovascular risk factors in childhood and carotid intima-media thickness in adulthood: the Cardiovascular Risk in Young Finns Study. JAMA 2003; 290 (17):2277–2283.

Raitakari OT, Ronnemaa T, Jarvisalo MJ, Kaitosaari T, Volanen I, Kallio K, Lagstrom H, Jokinen E, Niinikoski H, Viikari JS, Simell O. Endothelial function in healthy 11-year-old children after dietary intervention with onset in infancy: the Special Turku Coronary Risk Factor

Intervention Project for Children (STRIP). Circulation 2005; 112: 3786 –3794.

Ross R. The pathogenesis of atherosclerosis: an update. N Engl J Med. 1986; 314 (8): 488–500.

Tamir I, Heiss G, Glueck CJ, Christensen B, Kwiterovich P, Rifkind B. Lipid and lipoprotein distributions in white children ages 6–19 yrs: the Lipid Research Clinics Program Prevalence Study. J Chronic Dis 1981; 34(1):27–39.

Tojo R, Leis R, Peña J. Alteraciones del metabolismo de los lípidos y las lipoproteínas. Prevención e intervención nutricional. En: Tojo R, editor. Tratado de Nutrición Pediátrica. Doyma, Barcelona 2001; 39: 599-639.

Webber LS, Osganian V, Luepker RV, et al. Cardiovascular risk factors among third grade children in four regions of the United States. The CATCH Study: Child and Adolescent Trial for Cardiovascular Health. Am J Epidemiol 1995; 141(5): 428–439.

Webber LS, Srinivasan SR, Wattigney WA, Berenson GS. Tracking of serum and lipids and lipoproteins from childhood to adulthood: the Bogalusa Heart Study. Am J Epidemiol 1991; 133 (9):884–899.

Wiegman A, Hutten BA, de Groot E, Rodenburg J, Bakker HD, Buller HR, Sijbrands EJ, Kastelein JJ. Efficacy and safety of statin therapy in children with familial hypercholesterolemia: a randomized controlled trial. JAMA 2004; 292: 331–337.

Williams CL, Hayman LL, Daniels SR, et al. Cardiovascular Health in Childhood. A Statement for Health Professionals from the Committee on Atherosclerosis, Hypertension, and Obesity in the Young (AHOY) of the Council on Cardiovascular Disease in the Young, American Heart Association. Circulation 2002; 106:143-160.

Obesidad infantil: panorama en México

Arely Vergara Castañeda
Arturo Orea Tejeda
Lilia Castillo Martínez

El problema de sobrepeso y obesidad alcanzó una señal de alarma alrededor del año 2000 cuando por primera vez el número de adultos con exceso de peso sobrepasó el número de los que tenían peso insuficiente (Gardner, 2000), actualmente la Organización Mundial de la Salud (OMS) la consideraba la pandemia del siglo tanto en poblaciones adultas como infantiles (World Health Organization, 1998; Lobstein, 2004). El cambio en la dieta en México como consecuencia de las crisis económicas de los últimos 30 años en el país, contrario a lo esperado por el incremento de la pobreza, no ha producido una disminución de la prevalencia de sobrepeso y obesidad, sino que, ha aumentado la disponibilidad de alimentos ricos en energía, de origen animal y azúcares, propiciando el consumo de dietas con alto contenido en grasa total, colesterol, carbohidratos refinados y cantidades reducidas de ácidos grasos poliinsaturados y fibra 4, y favoreciendo que México se encuentre ubicado en una etapa de transición alimentaria y nutricional donde predominan las enfermedades crónico-degenerativas, las cuales se presentan cada vez más en los grupos de edad más jóvenes (Popkin, 2004; Popkin, 2004)

Epidemia de obesidad

La OMS estima que, a nivel mundial, 17.6 millones de niños menores de cinco años tiene sobrepeso. De los países de América Latina, México se encuentra entre los de más alta prevalencia de exceso de peso en niños (Del Río-Navarro 2004). En un análisis de la Encuesta Nacional de Enfermedades Crónicas (ENEC) llevada a cabo en 1993, se informaron altas prevalencias de sobrepeso y obesidad en ambos sexos y para todos los grupos de edad (Arroyo, 2000), mientras que en el análisis de la Encuesta Nacional de Salud del año 2000 (ENSA 2000), se observó el incremento en las tasas de obesidad de 5% y 4% para hombres y mujeres respectivamente con respecto a la ENEC 1993(Sánchez-Castillo, 2003).

Por otro lado, la Encuesta Nacional de Nutrición de 1999 (ENN 1999), basándose en el patrón de referencia de población estadounidense para valorar el estado de nutrición de la población estudiada, reportó que al menos uno de cada 5 niños en edad escolar tenía sobrepeso u obesidad, con mayor prevalencia en localidades urbanas que en las rurales para ambos sexos, mientras que con las referencias que incluyeron una población internacional, la prevalencia para sobrepeso y obesidad fue del 18.6%, predominando en la Región Norte con 25.9%, seguido por la Ciudad de México con 25.1% y con una menor frecuencia en la Región Sur, de tan solo 13.2% (Rivera, 2001).

De acuerdo con los resultados de la última Encuesta Nacional de Salud y Nutrición en 2006 (ENSANUT 2006), la prevalencia nacional de sobrepeso y obesidad en niños de entre 5 y 11 años de edad fue de 26% para ambos sexos (26.8% en niñas y 25.9% en niños), en contraste con la encuesta previa de 1999 (ENN 1999), que fue de 18.6%; 20.2% en niñas y 17% en niños, se advierte un aumento del 39.7% en la prevalencia de sobrepeso y obesidad en tan solo siete años, lo que equivale a 1.1 punto porcentual (pp) por año, con una mayor tendencia para la combinación de obesidad y sexo masculino, cuyo incremento fue del 77% (Olaiz-Fernandez, 2006).

En relación a zonas de alto riesgo para sobrepeso y obesidad infantil, la Encuesta Urbana de Alimentación y Nutrición en la zona metropolitana de la Ciudad de México 1995 (ENUR-BAL 1995), encontró una prevalencia de sobrepeso y obesidad de 13.6% en niños menores de 5 años, sin ofrecer datos para la población en edad escolar. Un estudio más reciente realizado en la Ciudad de México mostró una prevalencia de sobrepeso del 23.6% y del 12.3% para obesidad en niños de 8 a 10 años de edad (Colín-Ramírez, 2009).

Definición de obesidad y sobrepeso en niños
Aunque los términos de sobrepeso y obesidad se usan indistintamente, el sobrepeso se refiere a un exceso corporal comparado con la talla, mientras que la obesidad se refiere a un exceso de grasa corporal.

En poblaciones con un alto grado de adiposidad, el exceso de grasa corporal (o adiposidad) está altamente relacionado con el peso corporal. Por esta razón el índice de masa corporal (IMC) es una medición válida y conveniente de adiposidad.

El IMC se calcula dividiendo el peso en kilogramos sobre el cuadrado de la talla en metros (kg/m2). La distribución del IMC varía significativamente en los diversos países de acuerdo a su estadio de transición epidemiológica y en población infantil se utilizan puntos de corte diferentes de los adultos, los cuales son más bajos y su interpretación depende de la edad del niño.

Ya que el IMC es muy cambiante durante el desarrollo se debe tener cuidado de controlar la variabilidad en el crecimiento resultado del proceso de maduración que experimentan los niños a diferentes edades, sobre todo después de los 5 o 6 años de edad. Existe una variación importante en el proceso de maduración, la cual se relaciona con un mayor riesgo de obesidad, aún en niños con peso saludable al inicio de este proceso. (World Health Organization, 1994). En general hay tendencia a la baja en la prevalencia de obesidad en los niños de los 11 a los 15 años a partir de los cuales se vuelve a observar un aumento paulatino de la misma hasta los 17 años; en niñas, se observa una elevación de la prevalencia de exceso de peso a partir de los 11 años hasta los 14 o 15 años a partir de los cuales empieza a descender.

Muchos países utilizan sus datos de referencia nacionales y seleccionan los valores del IMC de los percentiles 85 y 95 para definir sobrepeso y obesidad respectivamente. Más reciente-mente, The Internacional Obesity Task Force (IOFT) propuso una definición internacional de sobrepeso y obesidad en niños para la cual utilizó bases de datos de seis países; Brasil, Gran Bretaña, Hong Kong, Holanda, Singapur y Estados Unidos (Cole, 2000). Su propuesta se basó en especificar los puntos de corte específicos para edad y sexo que correspondan a esos percentiles, los cuales, a la edad de 18 años pasan a través de los puntos de corte de adultos (25 y 30 kg/m2) propuestos por la OMS (World Health Organization, 1998).

Otro criterio para definir el riesgo de sobrepeso y el sobrepe-so en niños, es el presentado por el Centro de Control de En-fermedades (CDC, por sus siglas en inglés) de Estados Unidos en las tablas de IMC para edad y sexo en el año 2000; llama la atención que esta referencia no emplea el término obesidad debido a que se consideró que podría tomarse como un térmi-no ofensivo para referirse a niños y porque los datos de peso y estatura, aún integrados en el IMC, no tienen la capacidad de medir específicamente grasa corporal (Freedman, 2001).

Para el año 2007, estas recomendaciones fueron revisadas por un comité de expertos, los cuales acordaron por consenso el utilizar las mismas tablas y reemplazar el término "riesgo de sobrepeso" con el de "sobrepeso" para un IMC superior o igual al percentil 85th, mientras el término "obesidad" sustituyó al considerado como "sobrepeso" para aquellos sujetos con un IMC superior o igual al percentil 95 o con IMC de 30 kg/m2 (punto de corte para obesidad en adultos). También se agregó una tercera categoría de "obesidad severa", la cual se refiere a percentiles de IMC iguales o superiores al percentil 99, los niños en esta categoría se encuentran en un riesgo mayor de morbilidad y mortalidad.

Aunque el IMC correlaciona bien con mediciones de adiposidad y es práctico, tanto en la clínica como en estudios epidemiológicos, tiene como limitante la incapacidad para distinguir entre la masa grasa y la masa libre de grasa, por lo que es necesario contar con una medición de distribución de grasa corporal como lo es la circunferencia de cintura (CC), utilizada ampliamente para clasificar el depósito de grasa a nivel abdominal y que se relaciona con alteraciones metabólicas, como hiperinsulinemia, resistencia a la insulina, intolerancia a los carbohidratos, hipertrigliceridemia e hipertensión arterial y que además se asocia directamente con el riesgo de enfermedad coronaria (Maffeis, 2001).

El riesgo de obesidad abdominal se define como una circunferencia mayor o igual al percentil 90 para edad y sexo(Maffeis, 2001), se estima que los niños clasificados en este percentil tienen en promedio mayores concentraciones de colesterol LDL (0.17 mmol/L), triacilgliceroles (0.11 mmol/L), e insulina (6 pmol/L) y menores concentraciones de colesterol HDL (-0.07 mmol/L) en comparación con los niños clasificados en el percentil 10, independientemente de la raza, sexo, edad, peso y estatura (Freedman, 1999).

Otra manera de cuantificar la composición corporal, específicamente la distribución de grasa, es a través de la medición de pliegues, el pliegue tricipital no se ve afectado por los cambios de tamaño corporal y sirve para realizar una medición directa del porcentaje de grasa corporal. Sin embargo, incluso cuando el médico o el personal esta capacitado, resulta difícil reproducir las mediciones de los pliegues cutáneos, especialmente en los niños más obesos, además de que esta medición no es muy útil para el seguimiento de los pacientes.

Factores asociados a la obesidad
La obesidad infantil es producto de la interacción de una serie de factores genéticos y de metabolismo, factores sociales y ambientales, incluyendo la influencia de los hábitos familiares, de amigos, del ambiente escolar y de los medios de comunicación, y de factores relacionados al estilo de vida, tales como la inactividad física, la ingestión excesiva de energía y macro nutrimentos (Coelho, 2008).

Susceptibilidad genética y metabolismo
Existen evidencias que indican que la acumulación de grasa corporal tiene una base genética y que la responsabilidad de este factor varía del 5 al 10% de los casos (Ochoa, 2004). Algunos estudios sugieren, que la obesidad infantil se debe a la combinación de varias mutaciones genéticas y no solo a una (Skelton, 2006), actualmente las investigaciones se enfocan a la mutación de los genes de la leptina (regulador del apetito), que provocan deficiencia o resistencia a la acción de la misma (Montague, 1997) y mutaciones del receptor 4 de melanocortina (regulador del gasto energético y apetito) (Farroqui, 2003).

La menor proporción de los casos de obesidad parece deberse a anomalías endocrinas, en las cuales la susceptibilidad genética influye a través de una deficiente tasa de metabolismo basal, disminución en la oxidación de macronutrimentos, y el perfil hormonal, incluyendo la sensibilidad a la insulina (World Health Organization, 1998) y que se ven reflejadas en desordenes como hipotiroidismo, síndrome de Cushing, hiperandrogenismo, síndrome de ovario poliquístico y la resistencia a la insulina.

Asimismo, existe un amplio número de síndromes genéticos con patrones de herencia que cuentan la obesidad como uno de sus rasgos fenotípicos; Síndrome de Prader-Willi, Síndrome de Bardet-Bielt, Síndrome de Alstrom, Síndrome Angelman, Síndrome Borjeson-Forssman-Lehman, Síndrome Wilson Turner, Síndrome de Down y distrofía muscular, entre otros (Damcott, 2003).

Factores sociales y ambientales
El papel del ambiente familiar en el desarrollo de obesidad infantil ha sido reconocido por largo tiempo, en México, un factor ampliamente estudiado y asociado positivamente a la obesidad infantil es el nivel socioeconómico y la escolaridad de las madres, advirtiéndose un riesgo mayor en niñas que en niños (Hernández, 2003), incluso en menores de 5 años de edad (Hernández, 1996).

La presencia de obesidad en los padres, sobre todo de la madre, también se asocia a un aumento del riesgo de que el niño desarrolle obesidad en la etapa adulta (Magarey, 2003; Sekine, 2002). Además, se sugiere que los hábitos de alimentación de los padres, son la pauta para el desarrollo de los hábitos y el peso de los hijos (Johnson, 1994; Ruther, 1993), porque la niñez y adolescencia son períodos críticos en la adquisición de hábitos (Sallis, 1995).

El inicio de las actividades escolares, a los 5 años de edad, se asocia con un aumento en el porcentaje de niños obesos (Hernández, 2003), sugiriendo que el cambio en el entorno es un factor que debe considerarse dentro del desarrollo de la obesidad infantil, dada la nueva exposición al ambiente escolar y una mayor exposición a los medios de comunicación.

Hasta hace poco tiempo, la obesidad no se asociaba a variables ambientales tales como contaminación atmosférica, patrones de tráfico y la densidad urbana. Actualmente hay esfuerzos para identificar factores importantes del ambiente vinculados al aumento en el exceso del peso (Goran, 2000). Se ha asociado un aumento significativo en el IMC a la planeación urbana que promueve la mecanización del ámbito laboral asociada al uso del automóvil, lo cual restringe las oportunidades para caminar (Frank, 2004).

Otros estudios han documentado que el aumento en la prevalencia de obesidad en niños, se asocia a la creciente disponibilidad a alimentos de bajo costo y alta densidad en energía; al aumento en el consumo de comidas rápidas, así como a la mayor oportunidad y acceso que tiene la población a este tipo de alimentación (Ortiz-Hernández, 2006; Caballero, 2007; Drewnowski, 2004), desplazando posiblemente la ingestión de alimentos nutritivos, particularmente a las frutas y verduras frescas, cuyo consumo continua estando debajo de los niveles recomendados(Ramírez, 2006).

Otro aspecto vinculado al desarrollo de obesidad infantil es la percepción de los padres en relación a la seguridad de los espacios de esparcimiento, variable que tiene mayor peso que la definición de seguridad en el vecindario en términos de crimen (Lumeng, 2006), limitando la práctica de actividad física de los menores.

Factores asociados al estilo de vida
El sobrepeso u obesidad ocurren cuando la ingestión de energía es mayor al gasto energético, sin embargo hay otros factores involucrados en los patrones de alimentación infantil que favorecen la presencia de ésta; consumo excesivo de *"comida rápida"*, el no desayunar, omisión de comidas familiares y de horarios específicos para las mismas, consumir alimentos frente al televisor, comer de prisa, y un consumo excesivo de bebidas azucaradas.

En nuestro país, se observa un aumento importante en el consumo de bebidas azucaradas, que representan el 21% del consumo total de energía de adolescentes y adultos mexicanos

(Rivera JA, 2008), en donde las bebidas carbonatadas azucaradas representan el 4% del consumo total de energía en contraste con el 2% proveniente de la ingesta de frutas y verduras (Arroyo, 2007).

El consumo de bebidas azucaradas en escolares mexicanos esta influenciado por la incapacidad de las escuelas públicas de ofrecer agua potable, además, el programa de desayunos escolares distribuye por lo general leche entera a la que se le agregan saborizantes y azucares (Rivera, 2008). Se ha reportado que aquellos sujetos que consumen en promedio 3 porciones diarias de bebidas azucaradas incrementan 2.1 veces más el riesgo de sufrir exceso de grasa corporal comparado con aquellos que consumen menos de 1 porción diaria (Denova-Gutiérrez, 2008).

Desde otra perspectiva, el aumento de la obesidad durante la niñez esta explicado por el componente que muestra mayor variabilidad en el gasto energético, relacionado con la actividad física, observándose un decremento en la práctica de actividades físicas de vigorosa intensidad y un aumento en las práctica de actividades sedentarias, como lo es el tiempo dedicado a ver televisión; en promedio los niños emplean 4.1 h/d a ver TV, mientras que sólo 0.7 h/d y 1.1 h/d esta destinado a actividades de tipo moderada o vigorosa intensidad respectivamente (Hernández,1999),este perfil de actividad no sólo se considera sedentario, sino también se asocia a una mayor exposición a comerciales que promueven el consumo de alimentos atractivos para los niños, con mayor densidad energética (Schmidt, 2005) y a un mayor consumo de *snacks* mientras se ve TV (Hernández,1999).

En México no se cuenta con información de estudios longitudinales que permita establecer relaciones causales entre la actividad e inactividad física con la obesidad, sin embargo, se ha visto que por cada hora dedicada a ver TV, el riesgo aumenta un 12% (Hernández, 2003), mientras que, por cada hora adicional dedicada a la actividad vigorosa disminuye 4.5 veces la probabilidad de ser obeso (Hernández, 2007).

Otro factor relacionado al estilo de vida es el hábito de sueño, el cual ha sido asociado a la obesidad tanto infantil como en adultos. Se ha reportado que los niños que duermen menos de 8 horas diarias, tienen 3 veces mas el riesgo de ser obesos en comparación con que aquellos que duermen 10 o más horas diarias. Esto fisiológicamente esta explicado por el incremento en los niveles de grelina y la disminución de los niveles de leptina como consecuencia de la falta de sueño, las cuales influyen directamente en la regulación del apetito (Chaput, 2007; Taheri, 2004).

Complicaciones asociadas a obesidad infantil

Las consecuencias en salud por la obesidad infantil, incluyen el desarrollo de otros problemas de salud, como es el caso de la resistencia a la insulina o la presencia de diabetes tipo 2, la enfermedad arterial coronaria y cerebrovascular por arteriosclerosis, las cuales son las principales causas de muerte en nuestro país (World Health Organization, 2006)(Secretaría de Salud, 1997), dislipidemias, presión arterial elevada, dificultades ortopédicas, crecimiento y madurez acelerada y problemas psico-sociales, sin embargo la consecuencia más importante es el gran riesgo de obesidad en la adultez (Guo,1994; Power,1997).

La obesidad es considerada, de hecho, el factor principal de riesgo para el desarrollo de diabetes tipo 2 al atribuírsele 61% de la prevalencia (Wolf, 1998), mientras que, la hiperlipidemia, la hipertensión y la intolerancia a la glucosa ocurren con alta frecuencia en niños y adolescentes obesos y aquellos que sufren diabetes tipo 2 (Freedman, 1999).

Sin duda, muchas de las consecuencias cardiovasculares que caracterizan a la obesidad en la edad adulta son precedidas por anomalías que comienzan en la niñez. Los niños con sobrepeso tienen una probabilidad de entre 3 y 5 veces más de sufrir un ataque al corazón o un evento cerebrovascular (EVC) antes de llegar a los 65 años de edad (Righetti, 1999).

Diabetes mellitus tipo 2
La asociación entre obesidad infantil y Diabetes Mellitus Tipo 2 (DM2) ha sido demostrada en diversos estudios (Rosenbloom, 1999; Haines, 2007), la principal anormalidad en obesidad es el aumento en la resistencia a la insulina, y una mayor secreción de la misma, además de la intolerancia a la glucosa.

Se ha establecido a la obesidad junto con estilos de vida sedentarios como los dos principales factores de riesgo para el desarrollo de DM2, considerando que el diagnóstico de ésta última es lineal en función de la duración de la obesidad (Pontiroli, 2004).

Hipertensión arterial
La elevación de las cifras de Presión Arterial (PA) por encima de los valores normales es uno de los problemas de salud más frecuentemente observados en la población mexicana, la prevalencia de hipertensión aumenta en cada grupo de edad, y aparece desde la juventud hasta llegar a afectar a más de la mitad de la población después de los 55 años (Encuesta Nacional de Enfermedades Crónicas, 1993).

La asociación entre obesidad e hipertensión puede ser mediada en parte por hiperactividad en el sistema nervioso simpático, incluyendo manifestaciones como aumento en el ritmo cardíaco y variabilidad en la presión, aumento en las catecolaminas, y manifestaciones neurales, los cuales de por sí se ven aumentadas en los niños obesos (Riva, 2001).

Cuando observamos el IMC y la CC en relación al riesgo de desarrollar hipertensión arterial en niños, a medida que éstos se elevan, el riesgo de hipertensión arterial aumenta (Flores-Huerta, 2009), en promedio de 1.5 a 3.8 en ambos sexos (Flores-

Huerta, 2008), incluyendo todos los rangos de valores de IMC (Sorof, 2002). En el Bogalusa Heart Study se reportó que niños con sobrepeso u obesidad presentaban 4.5 y 2.4 veces más el riesgo de presión arterial alta sistólica (PAS) y presión arterial diástolica (PAD), respectivamente (Freedman, 1999).

A nivel nacional no se cuenta con un dato oficial de la prevalencia de hipertensión arterial en niños en edad escolar, sin embargo se ha observado que en población hispana de 10 a 19 años el 5.6% sufre hipertensión sin diferenciar entre PAS o PAD (Sorof, 2002). Recientemente Colín-Ramirez et al. reportaron que el 40.6% de los niños de entre 8 y 10 años de edad de la Ciudad de México presenta algún tipo de hipertensión (sistólica, diastólica o mixta), siendo el más frecuente la mixta con una prevalencia del 22.8% y asociándola con mayor peso, mayor IMC, y mayor CC; ésta prevalencia es mayor en los niños que tienen sobrepeso u obesidad (Colín-Ramírez, 2009), lo que coincide con estudios previos que reportan que las prevalencias de PA alta en niños obesos es mayor (6.4 al 37%) en comparación con niños con peso normal (1.3-11%) (Flores-Huerta, 2009).

Aparentemente, el factor relacionado a hipertensión primaria en escolares es diferente para la PAS y para la PAD, al analizar los factores asociados a la elevación de la PAS, la circunferencia de cintura es el indicador más importante de adiposidad, sugiriendo un aumento de 6.0% en la probabilidad de tener hipertensión arterial sistólica por cada centímetro de mas en la circunferencia de cintura, independientemente de edad, sexo, PAD, sobrepeso, y factores relacionados a la dieta, mientras que los factores asociados para la elevación de PAD el factor más significativo resulta ser el consumo excesivo de grasa (>35% de la energía total de la dieta) (Colín-Ramírez, 2009).

Dislipidemias
La presencia de obesidad abdominal definida como aquella mayor o igual al percentil 90 se ha asociado con la presencia de

hipertrigliceridemia (Perichart-Perera, 2007), estos dos factores son considerados mejores predictores de riesgo cardiovascular que el considerar de manera independiente las concentraciones de colesterol LDL o HDL (Esmaillzadeh, 2006).

Síndrome metabólico (SM)

Se ha reconocido desde hace años, la existencia de alteraciones metabólicas asociadas a enfermedades cardiovasculares, proponiéndose varios términos para describir este conjunto de desórdenes metabólicos y, siendo el más utilizado el Síndrome Metabólico (SM) el diagnóstico en niños se define como la concurrencia de tres o más de los siguientes factores: obesidad abdominal (con una CC mayor al percentil 90 para sexo y edad), dislipidemia (incremento de triglicéridos o decremento de colesterol HDL), hipertensión y alteraciones del metabolismo de la glucosa como intolerancia a la glucosa o DM2 (Alamo, 2009).

Algunas dificultades para la definición de SM son la falta de puntos de corte mundialmente aceptados para algunos componentes como los triglicéridos, colesterol LDL, CC, y PA. Esto inevitablemente conlleva a que se utilicen en población pediátrica aquellos puntos de corte definidos para adultos (Alamo, 2009).

Tabla I. Criterios de la Federación Internacional de Diabetes para definir SM en niños*

Grupo de edad	Obesidad (CC)	Triglicéridos (mg/dL)	HDL (mg/dL)	Presión Arterial (PA)	Glucosa (mg/dL)
6 a <10	> percentil 90				
10 – 16	> percentil 90	> 150	< 40	PAS < 130 ó PAD > 85	GA > 100 ó con DM2
> 16 (Criterio de adultos)	CC > 94 cm Hombres CC > 80 cm Mujeres	> 150	< 40 Hombres < 50 Mujeres	PAS < 130 ó PAD > 85	GA > 100 ó con DM2

* El diagnóstico requiere la presencia de obesidad abdominal más dos de los siguientes criterios; de acuerdo a estos criterios SM no puede ser diagnosticado en niños menores de 6 años. HDL, Colesterol de Alta Densidad; CC, Circunferencia de Cintura; GA, Glucosa en Ayuno; DM2, Diabetes Mellitus 2
Adaptado de: Zimmet P, Alberti KG, Kaufman F, et. Al. IDF Consensus Group. The metabolic síndrome in children and adolescents: An IDF consensus report. Pediatric Diabetes 2007; 8-6 (Zimmet, 2007).

La identificación de los componentes del SM en niños es de suma importancia para dirigir el tratamiento y prevenir el desarrollo de complicaciones metabólicas. Pocos estudios han estimado la prevalencia de SM infantil en México; en el norte del país se ha reportado una prevalencia de 5 a 8% (Rodríguez-Morán, 2004).

Conclusiones

La situación actual de México es alarmante, niños obesos de todos los estratos sociales, con tendencia a convertirse en adultos obesos, propiciando elevadas prevalencias de enfermedades crónico degenerativas, en una población que sufrió desnutrición por décadas y a edades cada vez más jóvenes.

Es razonable pensar que los daños en el metabolismo observados en niños obesos tendrán repercusiones dramáticas en la salud a una edad más temprana, con la consecuencia en el pronóstico desfavorable en términos de morbilidad y mortalidad aún cuando sean adultos jóvenes.

Este problema debe constituirse en una prioridad para el gobierno y la sociedad para aminorar los costos tanto sociales como económicos, y requiere de estrategias nacionales preventivas y de manejo coherente, que incluyan acciones que promuevan la práctica de actividad física y la adopción de hábitos saludables de alimentación en la niñez, con acciones que involucren el hogar, el ámbito escolar y la comunidad, contando con el apoyo del gobierno y la sociedad civil para evitar riesgos en la salud en el futuro.

Referencias

Alamo ED, Santoro N, Caprio S. Metabolic syndrome in pediatrics: old concepts revised, new concepts discussed. Endocrinol Metab Clin N Am 2009;38:549-563

Arroyo P, Loría A, Fernández V, Flegal KM, Kuri-Morales P, Olaiz G. Prevalence of pre-obesity and obesity in urban adult Mexicans in comparison with other large surveys. Obes Res 2000; 2:179-85.

Arroyo P, Méndez O. Densidad energética y diversidad de dietas en hogares rurales y urbanos de México e ingreso familiar (1992–2002). *Gac Méd Méx* 2007(143); 4: 301-307

C, Hernández B, Moreno H, Hernández-Girón C, Campero L, Cruz A, Lazcano-Ponce E. Obesidad, actividad e inactividad física en adolescentes de Morelos, México: Un estudio longitudinal. Arch Lat Nut 2007; 57:3:231-237

Caballero B. The Global Epidemic of Obesity: An Overview. Epidemiol Rev 2007; 29:1-5

Chaput JP, Tremblay A. Does short sleep duration favor abdominal adiposity in children? Int J Pediatr Obes 2007; 2: 188–91.

Coelho R, Sousa S, Laranjo MJ, Monteiro AC, Bragança G, Carreiro H. Overweight and obesity - prevention in the school. Acta Med Port 2008; 21 (4):341-4.

Cole TJ, Bellizzi MC, Flegal KM, Dioetz WH. Establishing a standard definition for child overweight and obesity world wide: international survey. Br Med J 2000; 320:1240-5.

Colín-Ramírez E, Castillo-Martínez L, Orea-Tejeda A, Villa-Romero AR, Vergara-Castañeda A, Asensio-Lafuente E. Waist circumference and fat intake are associated with high blood pressure in Mexican children aged 8 to 10 years. J Am Diet Assoc 2009; 109(6): 996-1003.

Damcott CM, Sack P, Shuldiner AR. The genetics of obesity. *Endocrinol Metab* Clin North Am 2003; 32:761-786.

Del Río-Navarro BE, Velázquez-Monroy O, Sánchez-Castillo CP, Lara-Esqueda A, Berber A, Fanghanel G, Violante R, Tapia-Conyer R, James WPT, and The Encuesta Nacional de Salud (ENSA) 2000 Working Group. The high prevalence of overweight and obesity in Mexican children. Obes Res 2004; 12: 215-23.

Denova-Gutiérrez E, Jiménez-Aguilar A, Halley-Castillo E, Huitrón-Bravo G, Talavera JO, Pineda-Pérez D, Díaz-Montiel JC, Salmerón J. Association between sweetened beverage consumption and body mass index, proportion of body fat and body fat distribution in Mexican adolescents. Ann Nutr Metab 2008; 53(3-4):245-51.

Drewnowski A, Specter SE. Poverty and obesity: the role of energy density and energy costs. Am J Clin Nutr 2004; 79: 6–16

Encuesta Nacional de Enfermedades Crónicas 1993. Secretaría de Salud. México, 1993.

Encuesta Urbana de Alimentación y Nutrición en la zona metropolitana de la ciudad de México 1994-1995 (ENUR-BAL). México City: Instituto Nacional de la Nutrición Salvador Zubirán, 1995.

Esmaillzadeh A, Mirmiran P, Azizi F. Clustering of metabolic abnormalities in adolescents with the hypertriglyceridemic waist phenotype. Am J Clin Nutr 2006; 83: 36-46

Farroqui IS, Keogh JM, Yeo GS, Cheetham T, O'Rahilly S. Clinical spectrum of obseity and mutations in the malanocortin 4 receptor gene. N Engl J Med 2003;348:1085-1095

Flores-Huerta S, Klünder M. Is obesity a predictor of high blood pressure in children and adolescents? Pediatric Health (2008); 2(1):53–63

Flores-Huerta S, Klünder-Klünder M, Reyes de la Cruz L, Ignacio-Santos J. Increase in body mass index and waist circumference is associated with high blood pressure in children and adolescents in Mexico City. Archives of Medical Research 2009; 40: 208-215

Frank LD, Andresen MA, Schmid TL. Obesity relationships with community design, physical activity, and time spent in cars. Am J Prev Med 2004; 27:87–96

Freedman DF, Khan LK, Dietz WH, Srinivasan SR, Berenson GS. Relationship of childhood obesity to coronary heart disease risk factors in adulthood: the Bogalusa Heart Study. Pediatrics 2001; 108:712-718.

Freedman DS, Dietz WH, Srinivasan SR, Berenson GS. The relation of overweight to cardiovascular risk factors among children and adolescents: the Bogalusa Heart Study. *Pediatrics* 1999; 103:1175–1182.

Freedman DS, Serdula MK, Srinivasan SR, Berenson GS. Relation of circumferences and skinfold thicknesses to lipid and insulin concentrations in children and adolescents: the Bogalusa Heart Study. Am J Clin Nutr 1999 Feb; 69(2):308-17.

Gardner G, Halweil B. Underfed and overfed: the global epidemic of malnutrition. Washington, DC: Worldwatch Institute, 2000. (Worldwatch paper no. 150)

Goran MI, Weinsier RL. Role of environmental vs. metabolic factors in the etiology of obesity: time to focus on the environment. Obes Res 2000; 8:407–9.

Guo SS, Roche AF, Chumlea WC, Gardner JD, Siervogel RM. The predictive value of childhood body mass index values for overweight at age 35 y. Am J Clin Nutr 1994; 59: 810–819.

Haines L, Wan KC, Lynn R, Barrett TG, Shield JPH. Rising incidence of type 2 diabetes in children in the U.K. Diabetes Care 2007; 30: 1097-1100.

Hernández B, Cuevas-Nasu L, Shamah-Levy T, Monterrubio EA, Ramírez-Silva CI, García-Feregrino R, Rivera JA, Sepúlveda-Amor J. Factors associated with overweight and obesity in Mexican school-age children: Results from the National Nutrition Survey 1999. Salud Pública Mex 2003; 45 supl 4:S551-S557.

Hernández B, Gortmaker SL, Colditz GA, Peterson KE, Laird NM, Parra-Cabrera S. Association of obesity with pyhisical activity, television programs and other forms of video viewing among children in México City. Int J Obes Relat Metab Disord 1999; 23:845-854.

Hernández B, Peterson K, Sobol A, Rivera J. Sepúlveda J, Lezana MA. Sobrepeso en mujeres de 12 a 49 años y menores de cinco años en México. Salud Pública Mex 1996; 38:178-188.

Hossain P, Kawar B, Nahas ME. Obesity and diabetes in the developing world. A growing challenge. N Engl J Med 2007; 3563:213-215.

Johnson SL, Birch LL. Parents' and children's adiposity and eating styles. *Pediatrics* 1994; 94:653–61.

Lobstein T, Bauer L, Uauy R. Obesity in children and young people: A crisis in public health. Obesity Reviews 2004; 5(Suppl.1):1-104.

Lumeng JC, Appugliese D, Cabral HJ, Bradley RH, Zuckerman B. Neighborhood safety and overweight status in children. Arch Pediatr Adolesc Med 2006; 160:25–31.

Maffeis C, Pietrobelli A, Grezzani A, Provera S, Tato L. Waist circumference and cardiovascular risk factors in prepubertal children. Obes Res 2001;9(3):179-187

Magarey AM, Daniels LA, Boulton TJ, Cockington RA. Predicting obesity in early adulthood from childhood and parental obesity. *Int J Obes Relat Metab Disord* 2003; 27: 505-513

Montague CT, Farooqi IS, Whitehead JP, Soos MA, Rau H, Wareham NJ, Sewter CP, Digby JE, Mohammed SN, Hurst JA, et al. Congenital leptin deficiency is associated with severe early-onset obesity in humans. *Nature* 1997; 387:903-908.

Ochoa, M., Marti, A., and Martinez, J.A. Estudios sobre la obesidad en genes candidatos. *Med Clin* 2004; 122: 542-551.

Olaiz-Fernandez G, Rivera-Dommarco J, Shamah-Levy T, Rojas R, Villalpando-Hernandez S, Hernandez-Avila M, Sepulveda-Amor J. Encuesta Nacional de Salud y Nutrición 2006. Cuernavaca, Mexico: Instituto Nacional de Salud Pública, 2006.

Ortiz-Hernández L, Delgado-Sánchez G, Hernández-Briones A. Cambios en factores relacionados con la transición alimentaria y nutricional en México. Gac Méd Méx 2006; 142:3:181-193.

Perichart-Perera O, Balas-Nakash M, Schiffman-Selechnik E, Barbato-Dosal A, Vadillo-Ortega F. Obesity increases metabolic syndrome risk factors in school-aged children from an urban school in Mexico City. J Am Diet Assoc 2007; 107: 81-91.

Pontiroli AE. Type 2 diabetes mellitus is becoming the most common type of diabetes in school children. Acta Diabetol 2004; 41(3):85-90.

Popkin BM, Gordon-Larsen P. The nutrition transition: worldwide obesity dynamics and their determinants. Int J Obes Relat Metab Disord. 2004; 28 (suppl):S2–9.

Popkin BM. The nutrition transition: an overview of world patterns of change. Nutr Rev 2004; 62:S140

Power C, Lake JK, Cole TJ. Body mass index and height from childhood to adulthood in the 1958 British birth cohort. Am J Clin Nutr 1997; 66: 1094–1101

Ramírez Silva I, Rivera Dommarco J, Ponce X, Hernández Ávila M. Ingestión y adecuación de frutas y verduras en la población mexicana: Datos de la Encuesta Nacional de Salud y Nutrición 2006.

Righetti J, Paterno C. Factores de riesgo en niñez y adolescencia Rev Fed Arg Cardiol 1999; 28:545-549.

Riva P, Martini G, Rabbia F, Milan A, Paglieri C, Chiandussi L, Veglio F. Obesity and autonomic function in adolescence. Clin Exp Hypertens. 2001; 23:57– 67.

Rivera Dommarco J, Shamah Levy T, Villalpando Hernández S, González de Cossío T, Hernández Prado B, Sepúlveda J. Encuesta Nacional de Nutrición 1999. Estado nutricio de niños y mujeres en México. Cuernavaca, Morelos, México: Instituto Nacional de Salud Pública, 2001.

Rivera JA, Muñoz-Hernández O, Rosas-Peralta M, Aguilar-Salinas CA, Popkin BM, Willett WC. Consumo de bebidas para una vida saludable: recomendaciones para la población mexicana. Salud Pública Mex 2008; 50:173-195.

Rodríguez-Morán M, Salazar-Vázquez B, Violante R, Guerrero-Romero F. Metabolic syndrome among children and adolescents aged 10-18 years. Diabetes Care 2004; 27: 2516-2517.

Rosenbloom AL, Joe JR, Young RS, Winter WE. Emerging epidemic of type 2 diabetes in youth. Diabetes Care 1999; 22: 345-354.

Ruther NM, Richman CL. The relationship between mothers'eating restraint and their children's attitudes and behaviors. *Bull Psychosom Soc* 1993; 31:217–20.

Sallis J, Chen A, Castro C. School-based interventions for childhood obesity. En: L.W.Y. Cheung and J.B. Richmond (Eds.), Child Health, Nutrition, and Physical Activity. Champaign, IL: Human Kinetics. 1995:179-204

Sánchez-Castillo CP, Velázquez-Monroy O, Berber A, Lara-Esqueda A, Tapia-Conyer R, James WPT, and the Encuesta Nacional de Salud (ENSA) 2000 Working Group. Anthropometric cutoff points for predicting chronic diseases in the Mexican National Survey 2000. Obes Res 2003;11:442-51

Schmidt M, Affenito SG, Striegel-Moore R, Khoury PR, Barton B, Crawford P, Kronsberg S, Schreiber G, Obarzanek E, Daniels S. Fast-food intake and diet quality in black and white girls: the National Heart, Lung, and Blood Institute Growth and Health Study. Arch Pediatr Adolesc Med 2005; 159:626–31.

Secretaría de Salud. Mortalidad 1996. México, DF: Secretaría de Salud, 1997.

Sekine M, Yamagami T, Hamanishi S. Parental obesity, lifestyle factors and obesity in preschool children: results of the Toyama Birth Cohort study. *J Epidemiol* 2002; 12: 33-39

Skelton JA, DeMattia L, Millar L, Olivier M. Therapy: from genes to community action. Pedriatric Clin North Am 2006; 53(4):777-794

Sorof J, Daniels S. Obesity Hypertension in Children. A Problem of Epidemic Proportions. *Hypertension* 2002; 40: 441-447.

Taheri S, Lin L, Austin D, et al. Short sleep duration is associated with reduced leptin, elevated ghrelin, and increased body mass index. PLoS Med 2004; 1(3): e62.

Wolf AM, Colditz GA. Current estimates of the economic cost of obesity in the United States. Obes Res 1998; 6:97-106.

World Health Organization. Mortality Country Fact Sheet. Geneva, 2006

World Health Organization. Obesity. Preventing and managing the global epidemic. Report of a WHO Consultation on Obesity. Geneva, Switzerland, June 3-5, 1998. Geneva, Switzerland: WHO; 1998.

World Health Organization. Physical status: the use and interpretation of anthropometry: report of a WHO Expert Committee. Geneva: WHO (Technical Report Series 854), 1994.

Zimmet P, Alberti KG, Kaufman F, et. Al. IDF Consensus Group. The metabolic síndrome in children and adolescents: An IDF consensus report. Pediatric Diabetes 2007; 8:6.

La enfermeria en salud pública en Coahuila

Daniel Sifuentes Leura
Ana Laura Carrillo Cervantes
María Magdalena Delabra Salinas
María de los Ángeles Villarreal Reyna
Martha Alicia Magallanes Monrreal

La universalidad de los servicios de salud y la integración del Sector Salud establecidos en el Plan Nacional de Desarrollo 2013-2018 (PND 2013-2018) forman parte de la agenda nacional y la salud pública es un componente clave. La oferta de servicios e intervenciones en salud debe estar orientada a satisfacer la demanda creciente de servicios de promoción de la salud y de prevención y detección de enfermedades y de sus complicaciones, lo cual permitirá mitigar el impacto negativo de las enfermedades propias del rezago, pero también, en forma muy importante, de las enfermedades no transmisibles.

Hoy México enfrenta una compleja agenda de salud pública. Sufrimos todavía enfermedades del subdesarrollo, como las asociadas a padecimientos infecciosos y desnutrición, y al mismo tiempo enfrentamos desafíos de los países avanzados, como el cáncer, la obesidad, las cardiopatías y la diabetes. Junto con esta transición epidemiológica, enfrentamos rezagos inocultables como los elevados índices de mortalidad materno-infantil. Tomando en cuenta estas realidades y consideraciones, el Plan Nacional de Desarrollo 2007-2012 propone, en materia de salud, avanzar hacia la universalidad en el acceso a servicios médicos de calidad a través de una integración funcional y programática de las instituciones públicas bajo la rectoría de la Secretaría de Salud. Para cumplir este compromiso, se diseñó el Programa Nacional de Salud 2007- 2012, el cual está estructurado en torno a cinco grandes objetivos de política social: 1) mejorar las condiciones de salud de la población; 2) brindar servicios de salud eficientes, con calidad, calidez y seguridad para el paciente; 3) reducir las desigualdades en salud mediante intervenciones focalizadas en comunidades marginadas y grupos vulnerables; 4) evitar el empobrecimiento de la población por motivos de salud mediante el aseguramiento médico universal, y 5) garantizar que la salud contribuya a la superación de la pobreza y al desarrollo humano en México. El Programa Nacional de Salud 2007-2012 fue elaborado con las aportaciones de trabajadores del sector, miembros de instituciones académicas, organizaciones profesionales y de la sociedad civil, así como de muchos ciudadanos (Instituto de Salud Pública, 2013).

Estas consideraciones muestran la relevancia de las investigaciones en salud pública que realizan algunas instituciones, las cuales tienen el objetivo de continuar diseñando estrategias preventivas destinadas a disminuir las enfermedades crónicas y mejorar la salud de la población, pero sobre todo, encontrar soluciones creativas que permitan identificar y diseñar modelos de intervención costo-efectivos y acordes con el contexto sociocultural de nuestro país.

La Enfermería en la Salud pública puede definirse como, un subsistema de servicios, que proporciona el Estado, paralelo a la corriente principal de la medicina, mediante los esfuerzos organizados de la comunidad, dirigidos a la prevención de la enfermedad y la promoción de la salud, estos servicios pueden ser otorgados al medio ambiente, comunidad, o a un grupo vulnerable (por ejemplo Programa de Salud Mental) por lo que la esencia de la Salud Pública consiste en adoptar una perspectiva basada en grupos de gente o poblaciones (Giaconi, 1994). Además con la reforma de la Salud ya instaurada, se realzan sus funciones, otorgándole a su cargo las materias relativas a la promoción de la salud, vigilancia, prevención y control de enfermedades que afectan a la población o grupos de personas (Artículo 8, Ley 19.937) en donde se le añade la función de vigilancia.

En el ámbito de la Salud pública, el papel del profesional de Enfermería es fundamental, y ya en el año 1893 Lilian Wald (1897-1949 Estados Unidos) presenta el término "Enfermería de Salud Pública, para las enfermeras que trabajan fuera de los hospitales en comunidades pobres como en las burguesas, término que ha ido evolucionando hasta convertirse en la década de los setenta en Enfermera Comunitaria" (Anaya & Zurita, 2003). El concepto de enfermería de salud pública de Wald se expande desde entonces por todo el mundo, mostrando así, la importancia a la relación que existe, entre los servicios de enfermería de salud pública y los problemas sociales que acompañan una enfermedad. Como ya mencionamos, la Enfermería en Salud Pública ha ido evolucionando hasta convertirse en Enfermería en Salud Comunitaria, si bien los términos pueden resultar parecidos, existen variados puntos de diferenciación, de lo contrario no estaríamos hablando de una "evolución", por ejemplo, en cuanto a la aplicación de tecnología podemos decir que en la Enfermería en Salud Pública se aplica la tecnología para fomentar, prevenir, controlar y ejercer vigilancia de los problemas de salud de la población, en cambio la Enfermería en Salud Comunitaria aplica la tecnología para fomentar, proteger, mantener, y estimular el desarrollo de la vida con la participación de la población. Por lo tanto podemos darnos cuenta de que la Enfermería en Salud Comunitaria no se limita a un grupo de edad o un diagnóstico determinado, el eje de los cuidados es entonces la persona, familia y comunidad, sana o enferma, y la enfermera es un recurso básico para su autocuidado (en la salud, a través de la promoción y prevención; en la enfermedad a través de la educación, orientación y ayuda). La iniciativa de la demanda parte tanto de los usuarios como del equipo de salud, y el objetivo de la práctica es la atención integral mediante un sistema de atención participativa (Anaya 2004).

En el año 2001, la Organización Panamericana de la Salud explicitó 11 funciones básicas de la salud pública: 1) Monitoreo, evaluación y análisis de la situación de salud, 2) Vigilancia de salud pública, investigación y control de riesgos y amenazas para la salud pública, 3) Promoción de la salud, 4) Participación social en la salud, 5) Formulación de políticas y capacidad institucional de planificación y gestión en salud pública, 6) Fortalecimiento de la capacidad institucional de reglamentación y fiscalización, en salud pública, 7) Evaluación y promoción del acceso equitativo a los servicios básicos de salud, 8) Formación de recursos humanos y capacitación en salud pública, 9) Garantía de calidad de los servicios de salud individual y colectivos, 10) Investigación en salud pública, 11) Reducción de emergencias y desastres en salud, lo que abarca prevención, mitigación, preparación, respuesta y rehabilitación.

En salud pública, las competencias profesionales se refieren a las actitudes y capacidades necesarias para solucionar los problemas de salud de la comunidad de manera efectiva y eficiente. Las tres funciones básicas de la salud pública son: a) Valorar las necesidades de salud de la población b) Desarrollar las políticas de salud c) Garantizar la prestación de servicios sanitarios.

Valorar las necesidades de salud de la población
Esta valoración podemos entenderla desde tres pilares principales. El primero corresponde a a) Analizar la situación de

salud de la comunidad, entendida como el proporcionar cuidados, respetando derechos humanos valores, costumbres y creencias de la persona, emitir juicios y decisiones basados en valoraciones integrales y evidencias científicas, utilizar sistemas de registro y de gestión de la información. Otro punto estriba en describir y analizar la asociación y el impacto de los factores de riesgo, de los problemas de salud y el impacto de los servicios sanitarios, esto es actualizar conocimientos tecnológicos y compatibles con la seguridad, la dignidad y los derechos de las personas. Por último, valorar las necesidades de salud de la población también incluye controlar las enfermedades y las situaciones de emergencia al desarrollar las políticas de salud, contribuyendo a definir la ordenación del sistema y de fomentar la defensa de la salud en las políticas intersectoriales. c) Contribuir a diseñar y poner en marcha programas e intervenciones sanitarias: Disponer de habilidades para intervenciones y actividades para proporcionar cuidados: intervenciones ligadas a la educación y la promoción de la salud. d) Fomentar la participación social y fortalecer el grado de control de los ciudadanos sobre su propia salud: Proporcionar información adaptada a las necesidades del interlocutor. Liderazgo, gestión y trabajo en equipo: garantizar la calidad en los cuidados a las personas, las familias y las colectividades.

3) Garantizar la prestación de servicios sanitarios: a) Gestionar servicios y programas: Disponer de habilidades para intervenciones y actividades para proporcionar cuidados: intervenciones ligadas a la educación y la promoción de la salud. b) Evaluar servicios y programas, c) Realizar inspecciones y auditorías y d) Elaborar guías y protocolos.

En las Américas, no se conoce la supuesta proporción de enfermeras salubristas con respecto a la población. Sin embargo, la proporción de enfermeras por número de habitantes varía considerablemente, desde el mínimo de 1,7 enfermeras por 10.000 habitantes en Honduras, hasta 98 por 10.000 en

Canadá, por ende, es razonable suponer que la proporción de enfermeras salubristas también varía ampliamente (Land, S. 1998). Durante muchos años, las enfermeras de los Gobiernos Miembros de la Organización Panamericana de la Salud (OPS) han colaborado para divulgar la función que desempeñan en la salud pública. Aunque estas actividades son anteriores al trabajo actual sobre las funciones esenciales, son perfectamente compatibles con las actuales. Por ejemplo, la labor de las enfermeras salubristas de las áreas rurales en Chile hacen hincapié en el trabajo en equipo, en el diagnóstico de la situación sanitaria general de una comunidad, en la atención especial a la promoción de la salud, la vigilancia epidemiológica de las enfermedades transmisibles, la educación de la comunidad y la coordinación con las instituciones locales. (Ringeling, I, G. Herrera. 1992). En una reunión celebrada en 1998, el funcionario principal de enfermería de Dominica informó acerca de los debates relacionados con la enfermería de salud pública en las comunidades sanas (Jacob, J. 1998). Las metas de esta iniciativa para fortalecer las comunidades exigen un modelo de alianza para la promoción de la salud basada en las funciones de salud pública de evaluación, formulación de políticas y aseguramiento. Las enfermeras brasileñas han venido elaborando una clasificación internacional del ejercicio de la enfermería en salud pública, que vincula las prácticas de enfermería de salud pública con una gama de teorías actuales acerca de la práctica de la enfermería y la salud comunitaria. (Albarracin, D.G.E., C. S. Bacon. 1999).

En México, aunque solo 7% de las enfermeras poseen formación especializada en salud pública, recientemente han entrado al campo de la investigación sobre salud de la comunidad. De esta forma, están ayudando a reorganizar los programas de salud pública del gobierno, especialmente al programa de salud rural, mediante una herramienta de evaluación de salud de la comunidad, basada en la investigación, además de las actividades que realizan en los países americanos.

Muchas de ellas son generalistas, es decir, al menos conocen algo acerca de la amplia gama de la salud y la enfermedad de los seres humanos, así como de los servicios de salud pública, desde la epidemiología pasando por la evaluación. En particular, en las comunidades o los vecindarios pequeños, una enfermera sanitarista quizás sea el único componente visible del sistema de salud pública. Esta enfermera puede manejar muchos de los servicios cotidianos de salud pública y dar una respuesta de salud pública de primera línea en caso de un desastre natural o una epidemia. Estas profesionales no pueden profundizar en ciertos problemas, ya que sus múltiples funciones diarias lo impiden. Por ejemplo, una enfermera puede, en el curso de unos pocos días, pasar de las vacunas para ancianos a la educación prenatal, de la supervisión del tratamiento antituberculoso (DOTS) a labores de consejo y pruebas relacionadas con el VIH, además de interpretar el resumen mensual de las estadísticas vitales y enfermedades de notificación obligatoria para el Estado.

La organización tradicional de las enfermeras en una unidad de enfermería de salud pública separada, está cayendo en desuso debido a que los organismos interesados en resultados programáticos asignan particular importancia a las áreas temáticas, como la salud materna infantil o las vacunas. Los cargos de enfermería de salud pública se están eliminando de los presupuestos y, aunque la investigación ha revelado que las enfermeras son eficaces en el trabajo con madres adolescentes, ancianos y otros, la contribución de la enfermería generalista dentro de las áreas programáticas no se ha descrito adecuadamente a los gerentes de programas o éstos no la han comprendido. Esto quizás se deba a que los indicadores establecidos actualmente para la medición del desempeño en la salud pública no captan la contribución de la enfermería. Las enfermeras salubristas también se encuentran confundidas ante la conclusión de que la atención a las personas tal vez no sea una función esencial de salud pública, como lo es la mayor parte del trabajo de enfermería, aun cuando los programas dirigidos a la población suponen el contacto con el individuo.

La declaración más reciente es la de Scope and Standards of Public Health Nursing Practice (Alcance y normas para el ejercicio de la enfermería de salud pública), que describe a la enfermería de salud pública como la práctica para la promoción y la protección de la salud de las poblaciones utilizando conocimientos tanto de las ciencias de enfermería como de las sociales y las de salud pública (American Nurses Association. 1999). Un proyecto de los EUA está definiendo las necesidades en cuanto a educación de las enfermeras salubristas empleadas actualmente, para así poder instaurar los mecanismos que permitan impartir eficazmente los contenidos educativos necesarios a la tan dispersa fuerza laboral de enfermería (Gebbie, K.M. and R. T. Rice. 1998).

El trabajo sobre un programa de estudios para las enfermeras salubristas empleadas actualmente estipuló como metas que las enfermeras deberían poder:

• Establecer con claridad las diferencias y las similitudes entre la atención individual al paciente y la enfermería dirigida a la población. • Describir la historia y las perspectivas actuales del ejercicio de la enfermería de salud pública. • Demostrar aptitudes aplicando conocimientos claves de enfermería a la práctica de salud pública (funciones básicas y servicios esenciales de salud pública) en una comunidad. • Aplicar principios y destrezas de salud poblacional a su práctica diaria en los organismos de salud pública. • Utilizar la informática y la tecnología actual de las comunicaciones en toda la práctica de salud pública. • Divulgar los beneficios de la salud pública y de la enfermería de salud pública. (Gebbie, K.M. and I. Hwang. 2000).

El programa de estudios propuesto incluye epidemiología; aptitudes para adaptarse al cambio en las organizaciones; evaluación de la situación de salud y del cambio institucional; relación de las personas con las organizaciones; salud ambiental; políticas; negociación, colaboración, comunicación, promoción de la causa; análisis de datos y estadística; economía de la salud; equipos interdisciplinarios; evaluación de programas; formación de coaliciones; principios e intervenciones para la población; política sanitaria; cómo sacarle partido a las diferencias y a la diversidad, y un enfoque para el mejoramiento de la calidad.

Es evidente que la función de la enfermera supone un proceso continuo, donde los servicios de salud individuales proporcionan el contacto necesario para la evaluación y el establecimiento de la confianza, a objeto de que ocurra luego una actividad más amplia de salud pública. El reembolso de los servicios de salud individuales y la formación de las enfermeras para trabajar en atención de salud curativa, ha opacado las funciones de salud pública de éstas en todo el sistema de salud. Las funciones de las escuelas de enfermería, hasta ahora basadas en la formación en salud curativa y dirigida a la atención individual, tendrán como tarea fundamental aclarar, especificar y promover las funciones esenciales de salud pública que siempre han estado presentes en el trabajo de las enfermeras.

Compete a las escuelas de enfermería tener un papel especial en la promoción de la educación en aspectos más cuantitativos de las funciones esenciales de salud pública. A lo largo de su historia, la formación de enfermería ha puesto de relieve la atención curativa en la educación de las enfermeras para el trabajo en los hospitales, pero las enfermeras en toda América son cada vez más importantes para la atención primaria, la salud comunitaria y otras funciones no hospitalarias. Al pasar de la esfera del paciente individual a las tareas relacionadas con la población y la acción comunitaria, sus aptitudes para recopilar, analizar y presentar datos serán de suma importancia. Se necesitan cursos en las escuelas de enfermería para desarrollar estas aptitudes cuantitativas que abarquen temas como la epidemiología, la economía, la evaluación de las comunidades y la informática.

En Coahuila, durante el sexenio pasado la extraordinaria inversión pública en salud fue fundamental para que en el estado se tenga un crecimiento extraordinario en cuanto a número de camas censables en hospitales, de las cuales se tenían 180 en 2005.

La cifra se rebasó en un 400% por el apoyo del gobierno, que cerró con más de 720 camas de este tipo en los nosocomios y clínicas de toda la entidad.

Desde hace 20 años nuestra entidad no crecía en espacios, camas censables, consultorios, equipamiento y en recursos humanos. Aparte del avance descrito, están los 122 centros de salud urbanos y rurales que se rehabilitaron o equiparon con más de 100 millones de pesos, que se localizan en: La Región Norte, 14; en la Carbonífera, 10; en la Centro-Desierto, 29; en la Sureste, 25, y en La Laguna, 44, que prestan servicio las 24 horas de los 365 días del año.

Además, se sumaron las 19 Unidades de Especialidades Médicas ya en servicio, en las diferentes regiones de Coahuila. Dé ellas, ocho son de atención primaria en adicciones; cuatro ambulatorias de prevención y atención del sida e infecciones de transmisión sexual; seis unidades especializadas en personas con sobrepeso, riesgo cardiovascular y diabetes, y una de salud mental.

Farmacias

Igualmente, destacan las Farmacias de la Gente, acción pionera que beneficia a la población más pobre con medicamentos a un precio unitario de 10 pesos, aparte de otros productos de excelente calidad. Existen en todo el estado 273 establecimientos de este tipo, de los cuales 18 son megafarmacias, donde además hay consulta médica las 24 horas del día.

Una salud pública en nuestro medio, como campo de saber y práctica en torno a la salud, tiene diversos elementos constitutivos que requieren de una permanente indagación y análisis desde diversas perspectivas (antológicas, epistemológicas, teóricas y metodológicas) cuyos resultados puedan ser llevados a la práctica desde enfermería, por enfermería y con otros actores de la salud o no. Ellos son: la vida, las personas, la historia, la cultura, la política, los ambientes, la economía, la sociedad, las disciplinas, las profesiones, la ciencia, la tecnología y la información, entre otros.

Elementos que son interdependientes, interrelacionados y que directa e indirectamente permiten dimensionar, direccionar y determinar su ser, saber y quehacer en torno a la salud. Plantean, necesariamente, la existencia de relaciones o fuerzas y tensiones, ya sean de poder, políticas, económicas, culturales, sociales y familiares, que le dan una dinámica propia y cuyas expresiones reales, pueden o no requerir de intervenciones por parte de los diferentes actores involucrados (personal de salud, académicos, sociedad civil, pacientes, etc).

El gran reto entonces, es ir de la reflexión a la acción, seguir preguntando e intentando dar respuestas desde enfermería a qué es, qué será lo nuevo de la salud pública y qué implica para enfermería, con el fin de redireccionar acciones más orientadas al logro de esos entornos vitales saludables, esa calidad de vida, bienestar y felicidad que todos y todas queremos (Alzate P. 2012).

"El vivir genera la salud y ésta no se da únicamente por descuento de la enfermedad; salud es una forma de vivir autónoma y solidaria, consustancial con la cultura humana, dependiente y condicionante de las relaciones que se establecen con la naturaleza, la sociedad y el Estado". Citado por Granda,

E. (2004), Maestría en Salud Pública, Programa Maestría en Salud Pública, Universidad Nacional de Loja, Ecuador.

Referencias

Albarracin, D.G.E., C. S. Bacon. 1999. International classification of nursing practices in collective health in Brazil (CIPEC/Brazil). Brasilia: Brazilian Association of Nurses.

American Nurses Association. 1986. Standards of community health nursing practice. Washington, DC. (Pub# CH-2).

Anonymous. 1922. An ideal health department for a city of 100.000 population. American Journal of Public Health, 12 (11): 891-907.

American Nurses Association. 1999. Scope and standards of public health nursing practice Washington, DC: (Pub# 9910PH).

Enfermería y salud pública: un panorama para la reflexión y la acción Editorial Martha Lucia Alzate P. 2012 Enfermera, PhD en Salud Pública Profesora Asociada de la Facultad de Enfermería Coordinadora del Programa Interfacultades Doctorado en Salud Pública Integrante de los grupos de investigación: Cuidado Cultural de la salud, VIH/SIDA y Salud Pública Universidad Nacional de Colombia

Gebbie, K.M. and R. T. Rice. 1998. Toward a practical curriculum for currently employed public health nurses. New York: Columbia University School of Nursing. Gebbie, Kristine. 1999. The public health workforce: key to public health infrastructure. American Journal of Public Health 89:5 (660-1).

Gebbie, K.M. and I. Hwang. 2000. Preparing currently employed public health nurses for changes in the health system. American Journal of Public Health 90:5 (716-21).

Jacob, J. 1998 Report of meeting of the metropolitan Washington public health annual conference and public health nursing forum III. Washington, DC: PAHO.Land, S. 1998. Community nursing in Latin America and the Caribbean. Home health care management and practice 11(1): (1-9).

Organización Panamericana de la Salud. La enfermería de salud pública y las funciones esenciales de salud pública: bases para el ejercicio profesional en el siglo XXI. Biblioteca Lascasas, 2005; 1. Disponible en http://www.index-f.com/lascasas/documentos/lc0054.php

Organización Panamericana de la Salud. La Enfermería de Salud Pública y las Funciones Esenciales de Salud Pública: Bases para el Ejercicio Profesional en el siglo XXI. Washington: http://www.paho.org/Spanish/HSP/HSO/HSO07/PHNgarfielspan.pdf; 2001.Enrique Ramalle Gómara - II Congreso Socinorte. San Sebastián, 25 y 25 de marzo de 2010

Organización Panamericana de la Salud. La Enfermería de Salud Pública y las Funciones Esenciales de Salud Pública: Bases para el Ejercicio Profesional en el siglo XXI. Washington: http://www.paho.org/Spanish/HSP/HSO/HSO07/PHNgarfielspan.pdf; 2001.

Plan Nacional de Desarrollo 2013 – 2018 www.pnd.gob.mx (En APA cuando se hacen referencias de internet se especifica la fecha en la que se visitó la página)

Plan Nacional de Desarrollo 2007 – 2012 www.pnd.gob.mx

Ringeling, I, G. Herrera. 1992. Chile's rural nurses. World Health Sept-Oct: 8-9.

ÍNDICE

Editorial LibrosEnRed

LibrosEnRed es la Editorial Digital más completa en idioma español. Desde junio de 2000 trabajamos en la edición y venta de libros digitales e impresos bajo demanda.

Nuestra misión es facilitar a todos los autores la edición de sus obras y ofrecer a los lectores acceso rápido y económico a libros de todo tipo.

Editamos novelas, cuentos, poesías, tesis, investigaciones, manuales, monografías y toda variedad de contenidos. Brindamos la posibilidad de comercializar las obras desde Internet para millones de potenciales lectores. De este modo, intentamos fortalecer la difusión de los autores que escriben en español.

Ingrese a www.librosenred.com y conozca nuestro catálogo, compuesto por cientos de títulos clásicos y de autores contemporáneos.